鼻のせいかもしれません

親子で読む鼻と発育の意外な関係

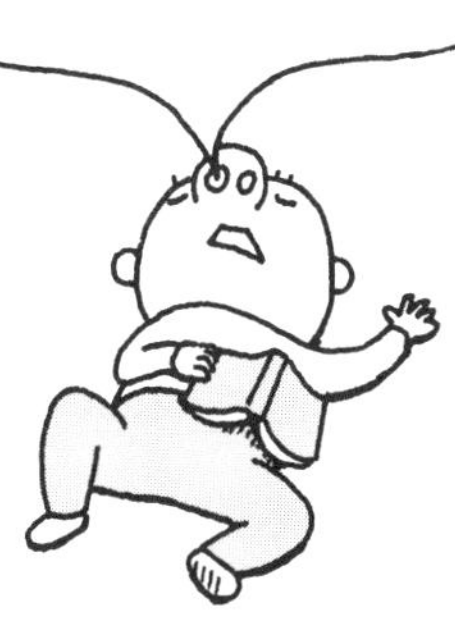

黄川田徹 著
ヨシタケシンスケ 画

筑摩書房

本文構成◉和田真知子
ブックデザイン◉アルビレオ

はじめに

あなたのお子さん、鼻づまりはありませんか？

耳鼻科医として、患者の身体に負担の少ない安全な治療を目指して、長年、研鑽を積み重ねて来ました。手術法や器具の改良もかさね、これまで行うことができないとされてきた小児の手術にも踏み込むことができるようになりました。

その先に、予測もしなかった発見があったのです。

とくに小学校の低学年までの小児における鼻づまりが、健全な睡眠をさまたげ、脳や身体の発育に多大な影響を与え、一生を左右するほどの大きな弊害となることです。

鼻づまりによって、将来を担う子どもたちが、本来持つ能力を生かせず一生を終わるとしたら？

だれもが今まで気づいていなかった、子どもの鼻づまりの弊害の大きさ。

親御さんにも、子どもたち自身にも、気づいてほしいのです。

そのために、この本を著しました。

黄川田徹

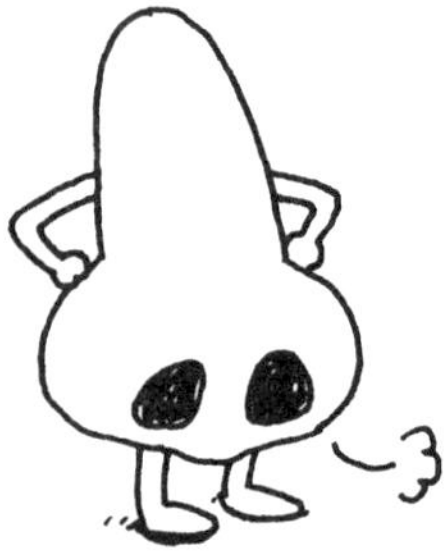

目次

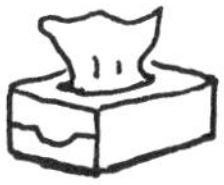

2

鼻について知りましょう

3

鼻づまりを起こす病気

4

こわい鼻づまり

5

鼻づまりは治ります

鼻の手術体験レポート

ほっとかないで！
はなづまり

―親子《おやこ》で読《よ》む鼻《はな》と鼻《はな》づまりの話《はなし》―

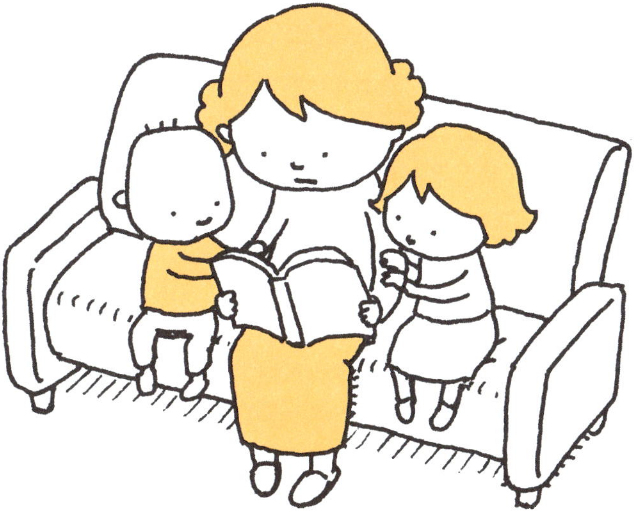

アレ？きみ、ハナヅマリ？

うん。
ハダヅバリ。

アタシは
だいじょうぶ。

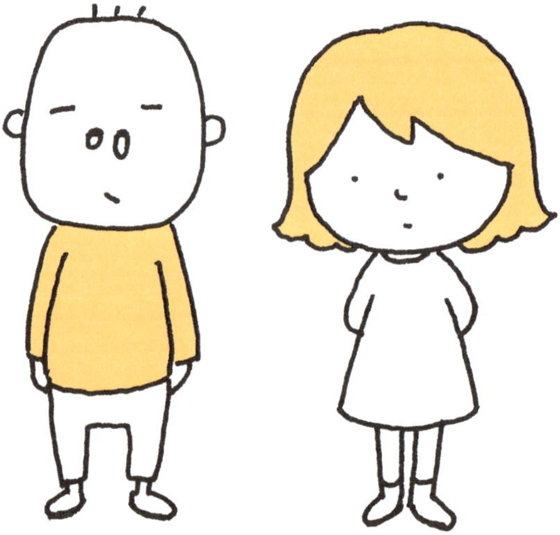

ほっとかないで!
はなづまり

ハナヅマリってくるしいでしょ。

うん。

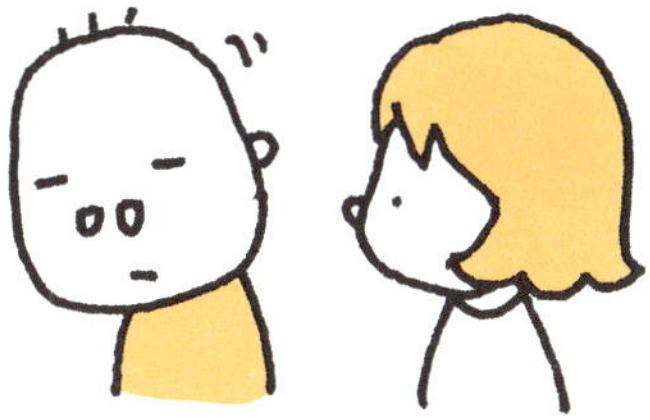

よるになんかいも
おきちゃうし、

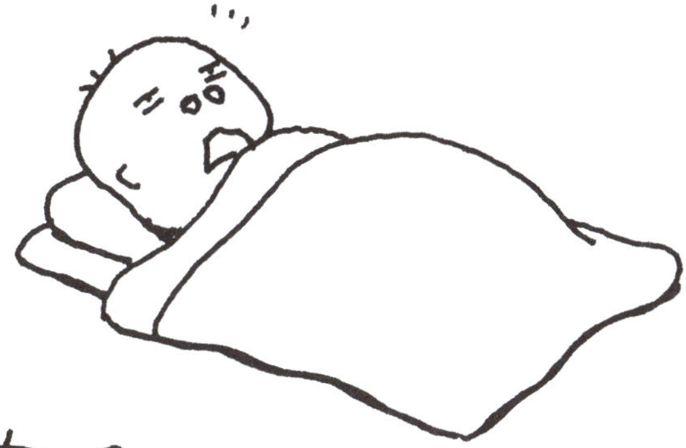

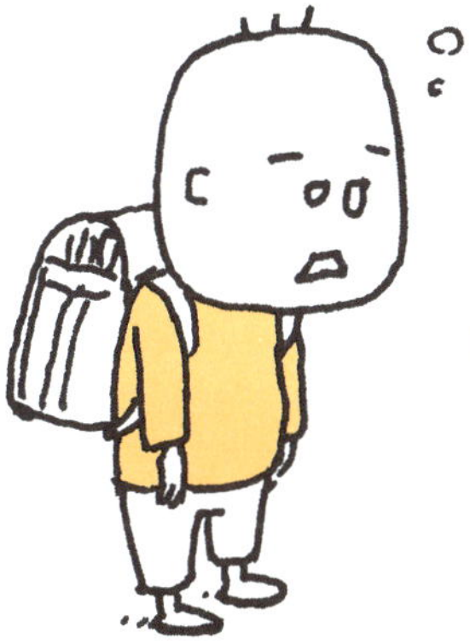

いちにちじゅう あたまが
ボーッとするし、

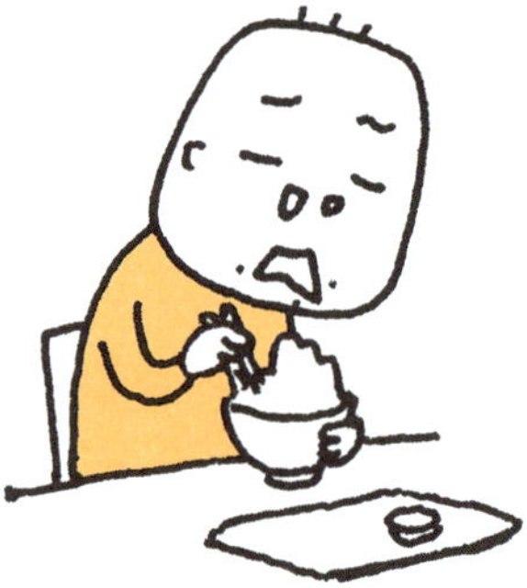

ごはんがたべにくいし、
あじもよくわからないし

うまくしゃべれ
ないし。

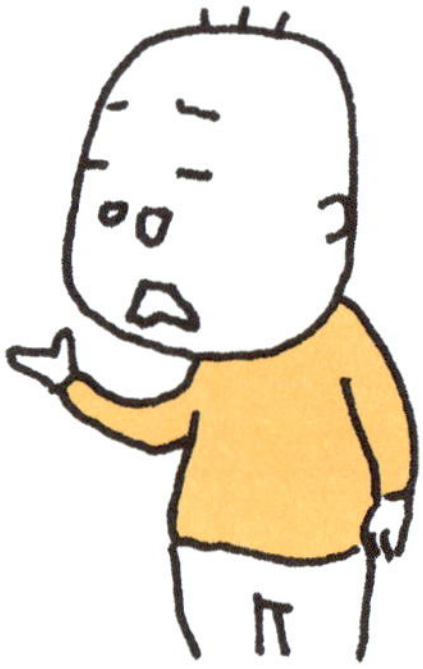

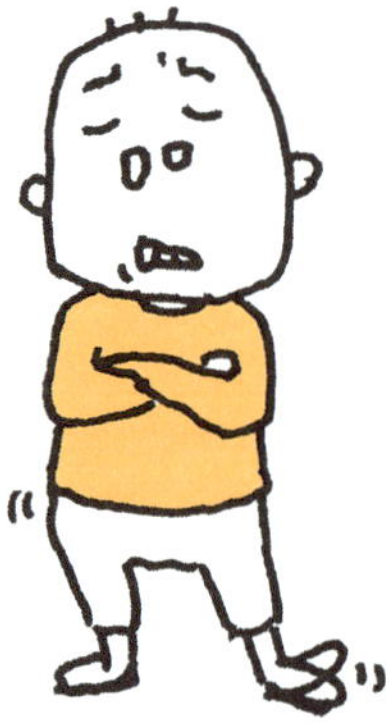

なんだか イライラして
おちつかないし。

うん。わかるわかる。

はなづまり

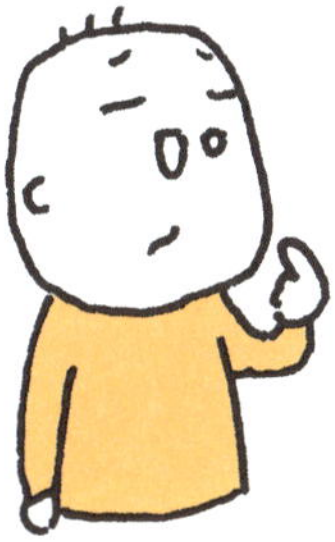

どうしてハナって
つまるの？

よる
ねてるあいだに

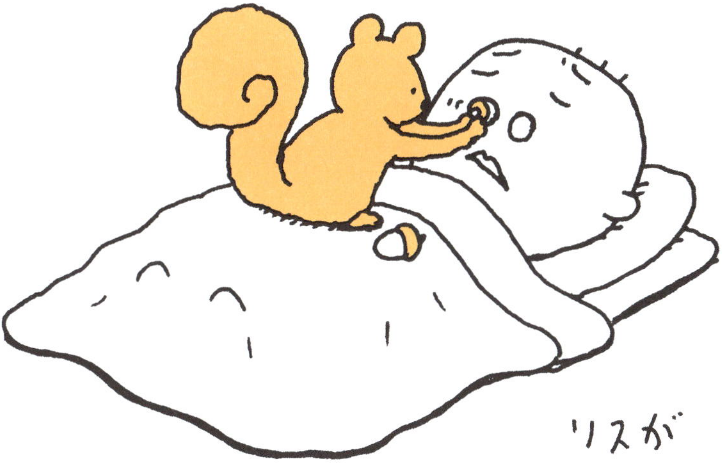

リスが
ドングリを
つめちゃうの？

うーん。たぶんリスじゃないとおもう。

そもそもハナのあなって
なんなの？
ハナのなかってどうなってるの？

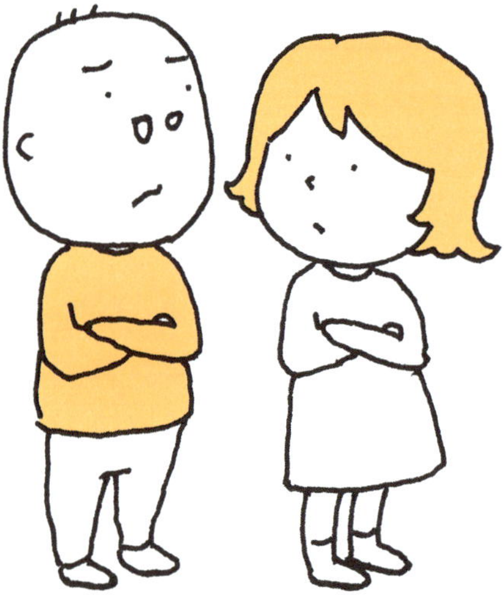

うん。そうおもうよねー。

じつはハナのなかって、すっごいややこしいかたちを
しているので、絵《え》いちまいだけでは「ただしく」
かくことができないんです。

「ほんとうのかたち」ではないのですが、

「だいたい こんな かんじ」だとおもってください。

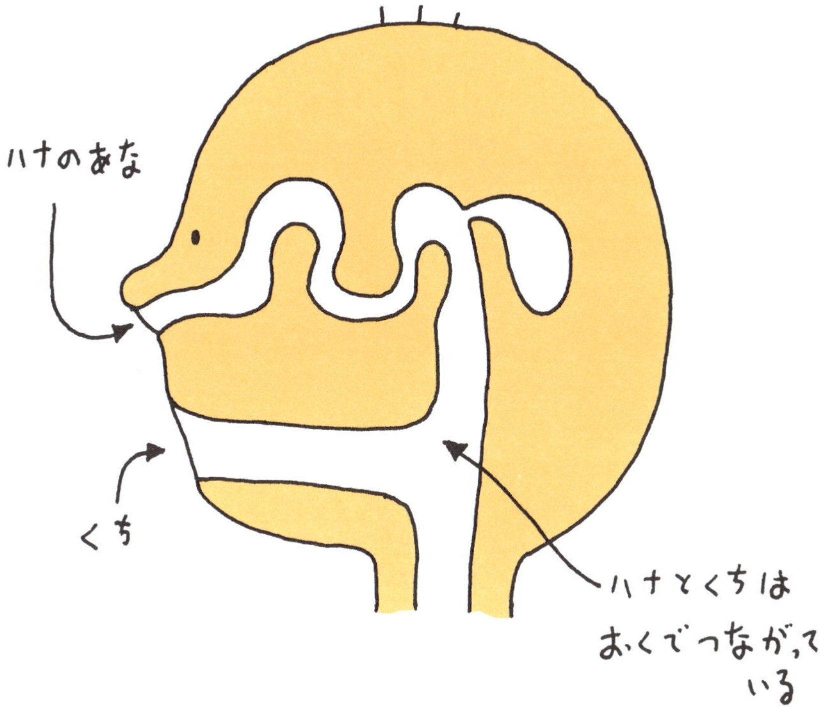
ハナのあな
くち
ハナとくちは
おくでつながって
いる

まあ、つまり

「すっごいゴチャゴチャしている」んです。

で、ハナのなかは おおきく2つに わけられます。

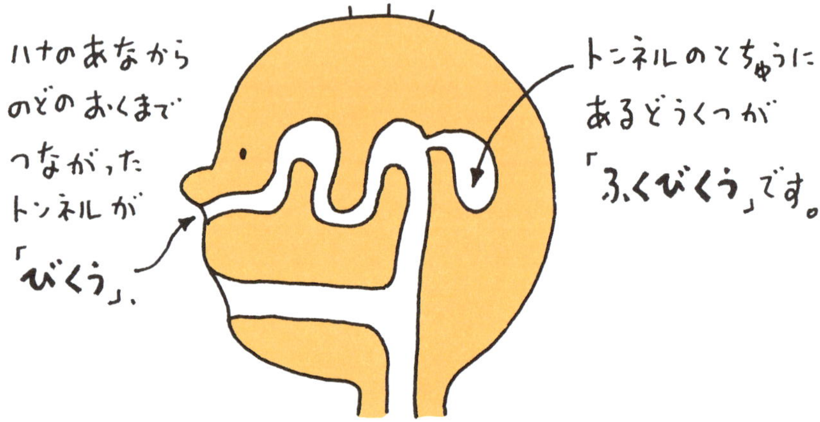
ハナのあなから
のどのおくまで
つながった
トンネルが
「びくう」、
トンネルのとちゅうに
あるどうくつが
「ふくびくう」です。

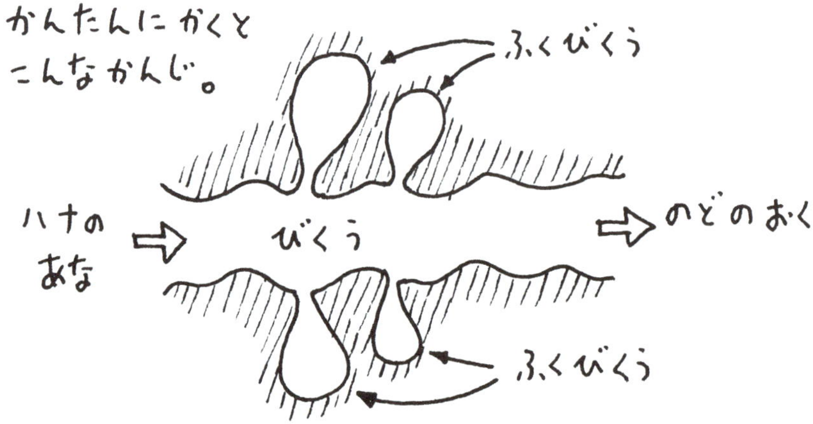
かんたんにかくと
こんなかんじ。
ふくびくう
ハナの
あな
びくう
のどのおく
ふくびくう

ふくびくう は ほんとうは さゆうのハナに 4つずつ、
ぜんぶで 8つもあります。

ハナのうちがわはすべてやわらかい「ねんまく」で
おおわれています。

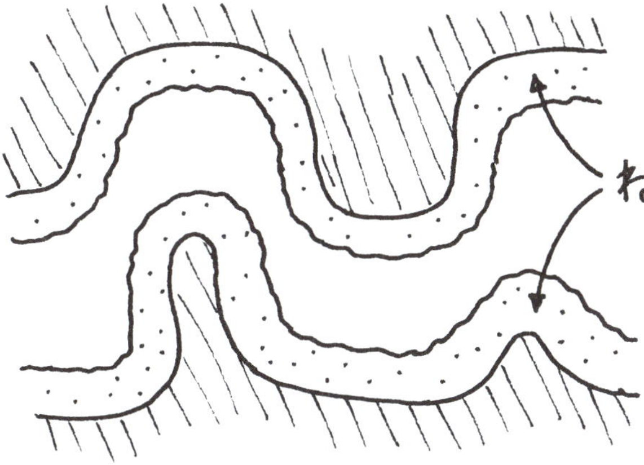

くちのなかと
おなじです。

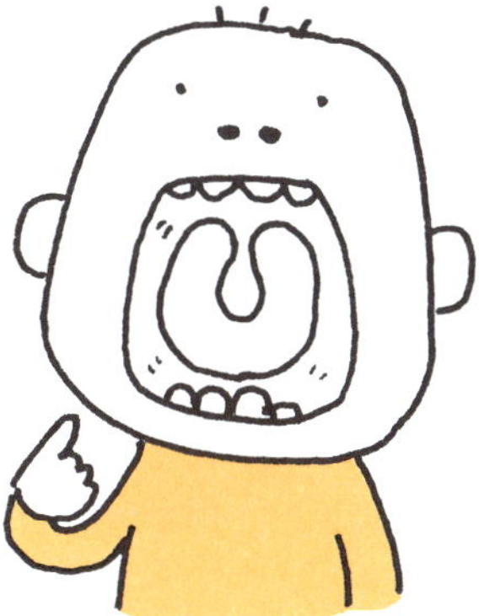

くちのなかは だえき（つば）が、
ハナのなかは ハナミズが
いつもちょっとずつでていて、
いつも ぬれています。

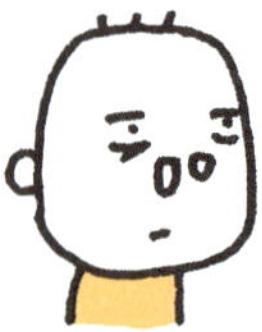

なんで こんな ややこしい かたちを
しているの？

ハイ。それは ハナの 「やくわり」と おおきく
かんけいが あります。

なので、「そもそも ハナは なんのために あるのか」
を かんがえて みましょう。

ハナの やくめは おおきく わけて

① いきを すう

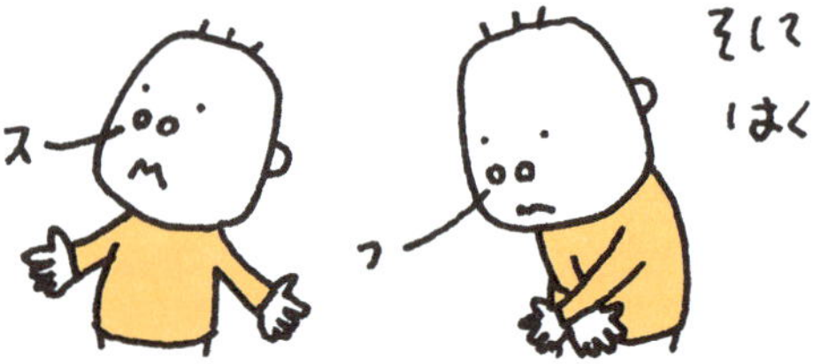

② においを かぐ

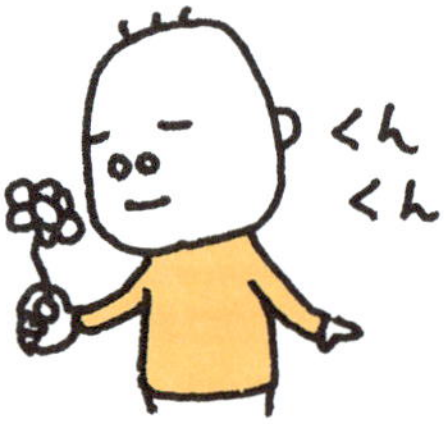

の 2つです。

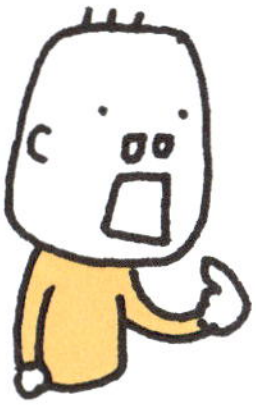

でも、いきはくちでもできるよね?

いえ。

じつは いきをすったりはいたりする

「こきゅう」は、ハナのしごとなんです。

こきゅうは おたがい

はんぶんずつ やろうか。

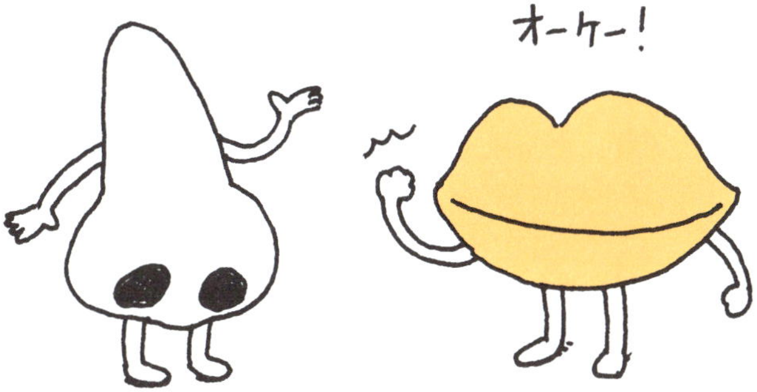

ではなくて、

こきゅうは ボクが
やるから、キミはたまに
ちょっとだけ てつだってね。

じゃあヨロシク!
ボクはしゃべったり
ごはんたべたりで
いそがしいしネ。

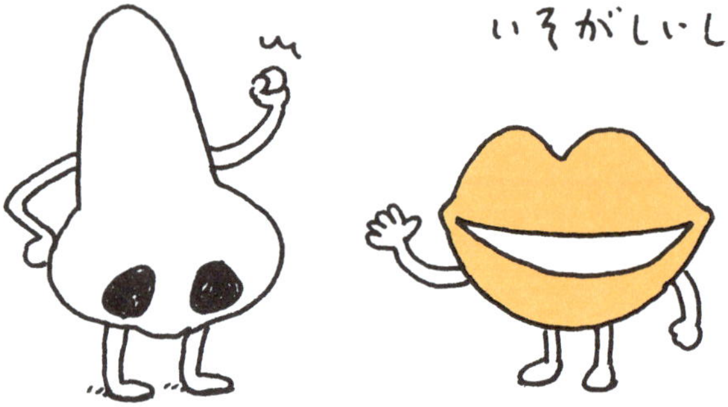

ってかんじなのです。

なぜなら ハナには、こきゅうにとって
すごくだいじな

① くうきをしめらせて あたためる

② くうきのなかのゴミやバイキンを
とりのぞく

③ くうきのりょうをちょうせつする

という 3つのやくわりが
あるからなのです。

すったいきから酸素《さんそ》をとりだしたり
いらないものをからだのそとにだしたりするのは

むねのなかにある

「肺《はい》」です。

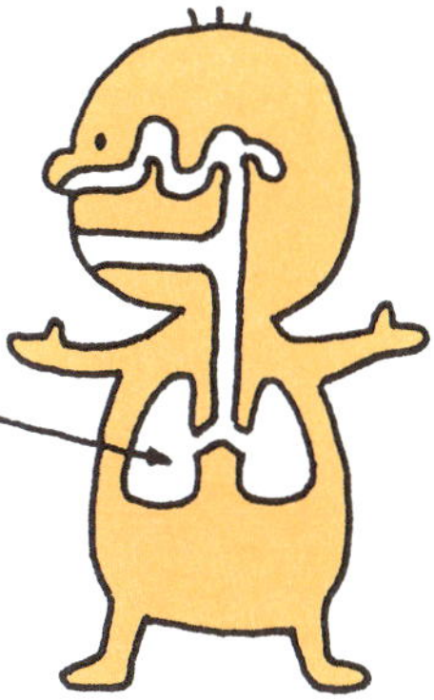

この肺《はい》にはいってくるくうきが

- つめたすぎたり
- かわいてカラカラだったり
- ゴミやバイキンがいっぱいだったり
- いちどにたくさんはいりすぎたり

だと、うまくこきゅうできなくて

びょうきになっちゃいます。

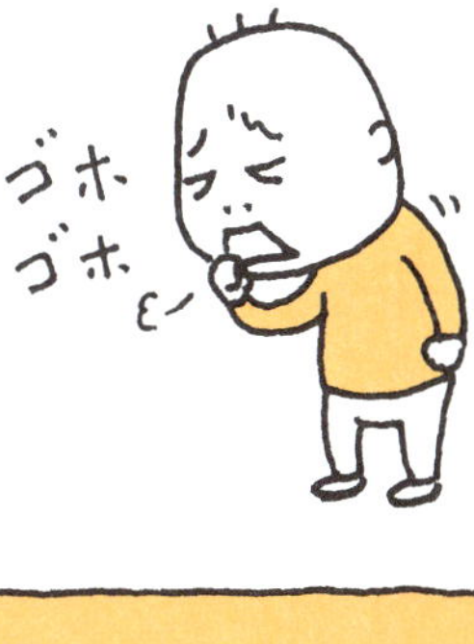

だから、肺《はい》にちょうどいいくうきにするために
ハナがあるんです。

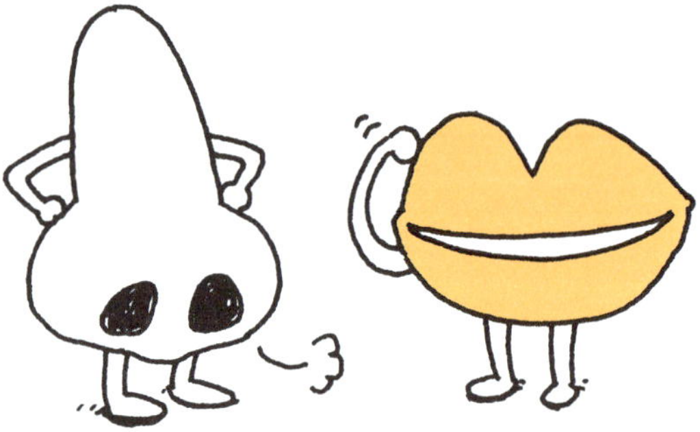

くちでするこきゅうは、
こんなにちゃんと
「ちょうどいいくうき」に
できないんです…

で、ハナのうちがわにある「ねんまく」が
そのやくめをするわけです。

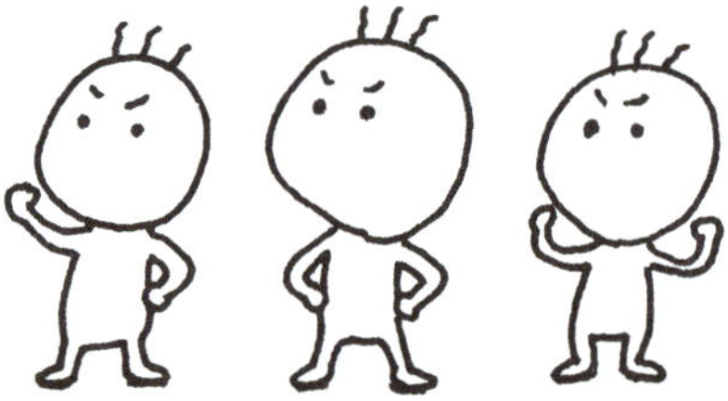
しめらせるぜ！
くうきを
あたためるぜ！
ゴミを
とるぜ！

↑
ねんまくのみなさん

ほっとかないで!
はなづまり

ねんまくがしごとをするときに、
みちがまっすぐよりも

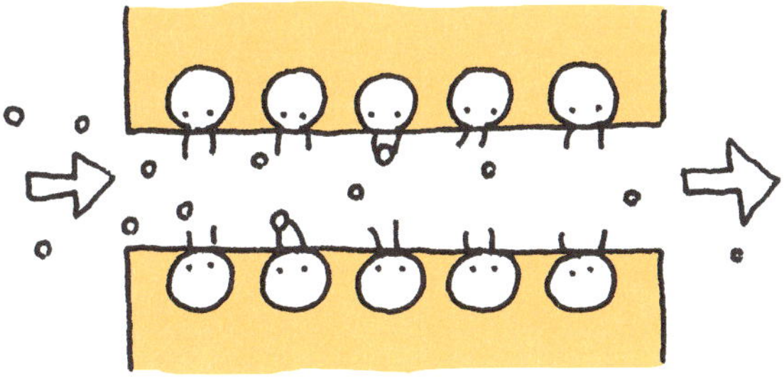

ゴチャゴチャしてたほうが

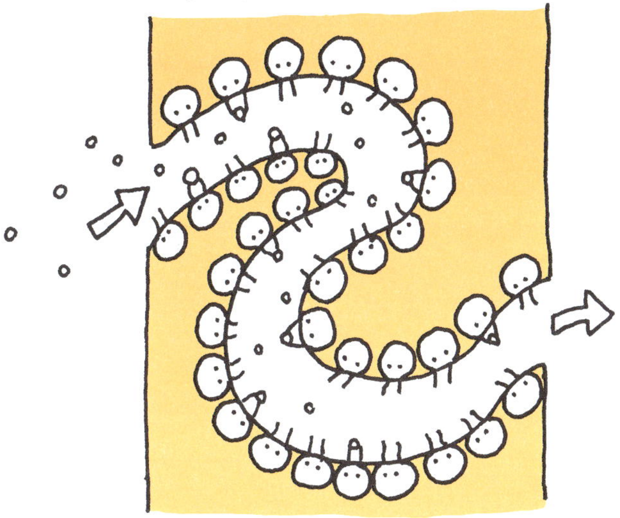

くうきに ふれるぶぶんがおおいので、
あたためたり バイキンを とったりが
しっかりできるんです。

だから ハナのなかは
ゴチャゴチャしているんです。

肺《はい》に「ちょうどいいくうきを
おくるため」なんですね。

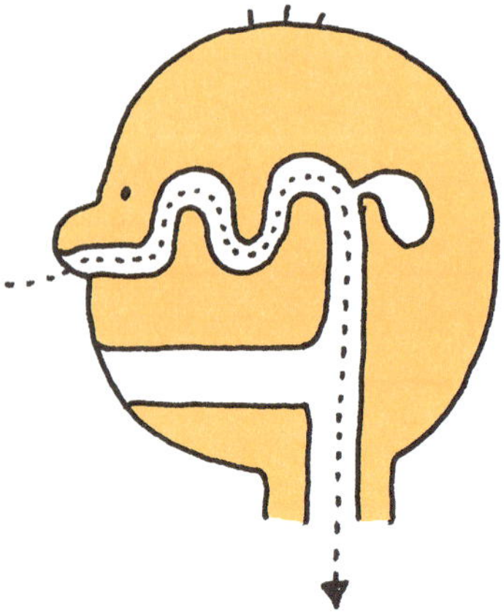

でも

このねんまくが
なにかのげんいんで
はれて ふくらんでしまうと、
くうきのとおりみちが
ふさがってしまいます。

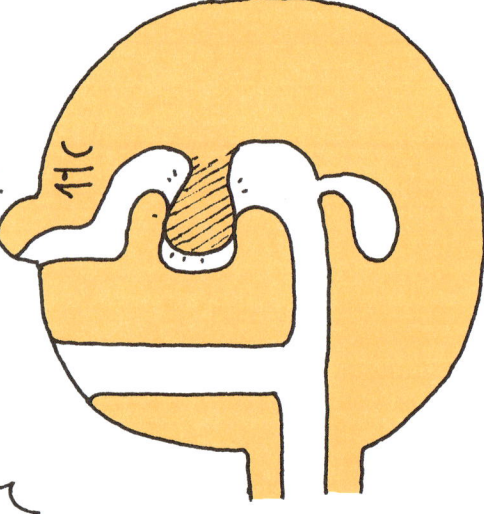

つまりこれが

ハナヅマリ

なのです。

はなづまり

ハナの ねんまくの ちょうしが わるくなると、
ハナミズが いつもより たくさん つくられて
ズルズル でて きちゃいます。

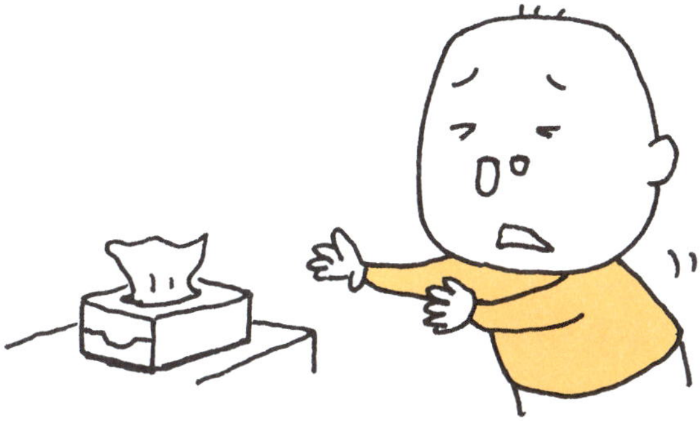

ハナが つまったり、
ハナミズが どんどん でて きちゃったり、
くしゃみが とまらなかったり、

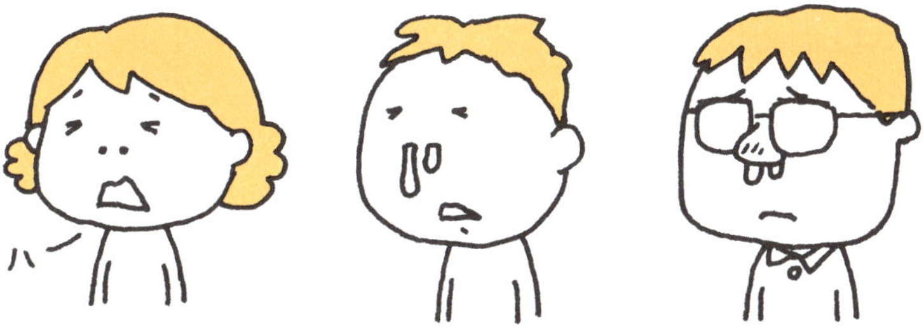

そういう びょうきを まとめて「**びえん**」って
いいます。

ハナのねんまくが　はれてしまうげんいんは
ひとによってさまざまです。

げんいんが
はっきりしている
「**アレルギー性《せい》びえん**」
と、

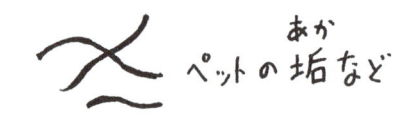

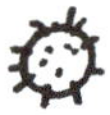
花粉《かふん》

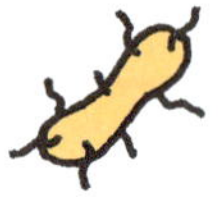
ダニや
ハウスダスト

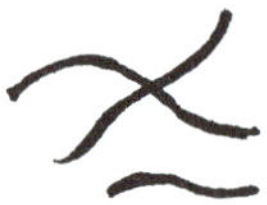
ペットの垢《あか》など

げんいんが
よくわからない
「**非《ひ》アレルギー性《せい》びえん**」
があります。

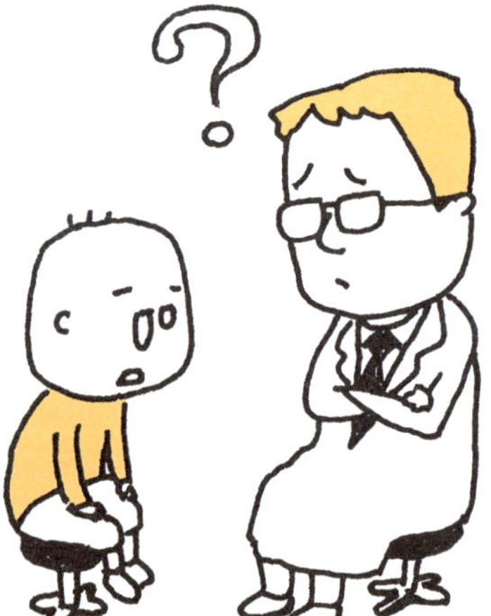

さらに びえんには、そのうち なおるものと、
ずーっと なおらないものが あります。

カゼをひいて
ハナがつまったけど、
カゼがなおったら
ハナもなおる、みたいな
「**急性《きゅうせい》びえん**」と、

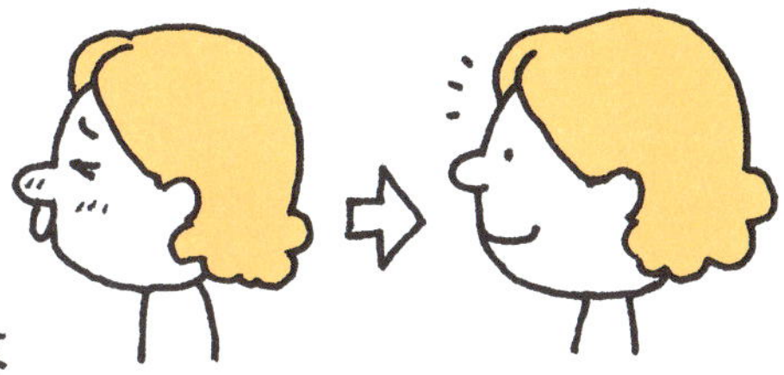

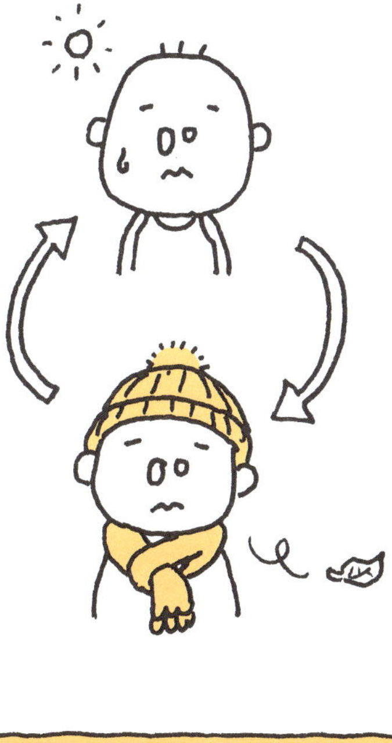

べつにどこも
わるくないけど、
ずーっとハナだけ
つまってる
「**まん性《せい》びえん**」です。

つまり、げんいんも よくわからないし、
ほっといても なおらないし、
ずーっとハナがつまっている、という
びえんがいちばんこまるわけです。

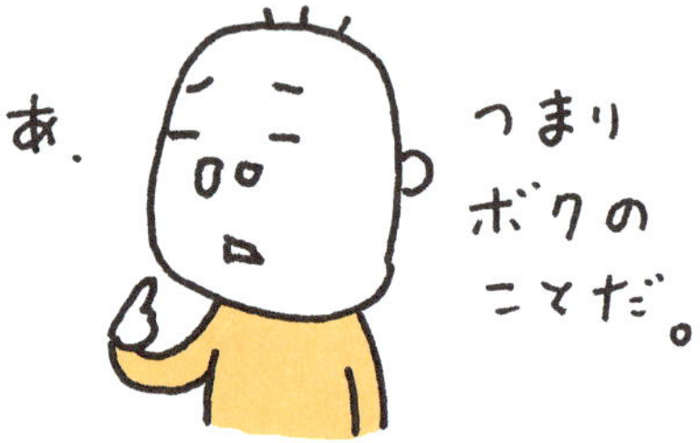

で、**ここからがだいじなはなし**なんだけど、

「ずーっとハナがつまってる」
ってことはつまり、

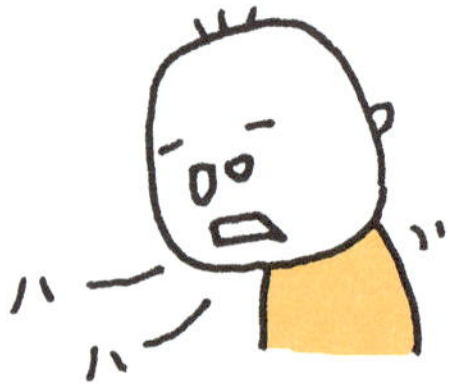

「ずーっとちゃんとしたこきゅうが
できていない」ってことなんです。

「まいにち きちんと こきゅうが
できない」ってことはつまり、

「まいにちきちんと ごはんをたべられない」
っていうのと おなじくらい からだに
よくないことだから、

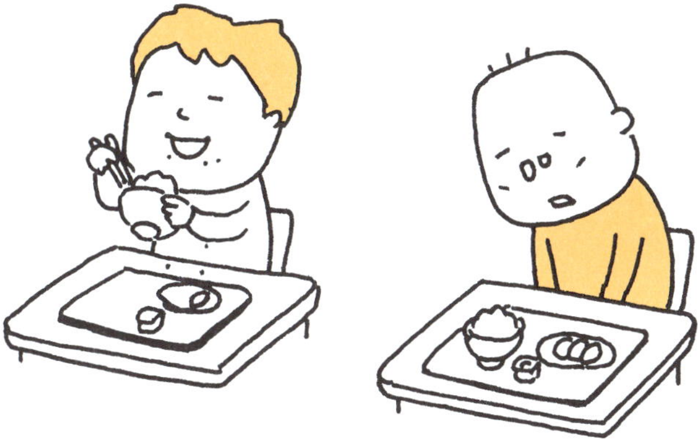

「きみが ちゃんと おおきく なれるかどうか」に

すごーく かんけいが
あるんです。

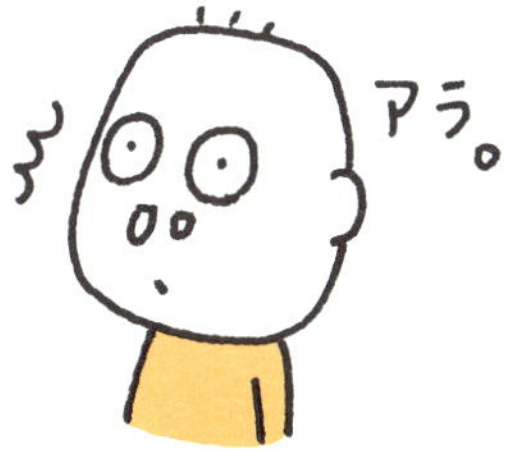

ひどい ハナヅマリが ずーっと つづくと‥‥

よる、いきぐるしくて
なんかいも めをさましちゃう

(ハナヅマリは、よるねてるときに
いちばんひどくなるのです)

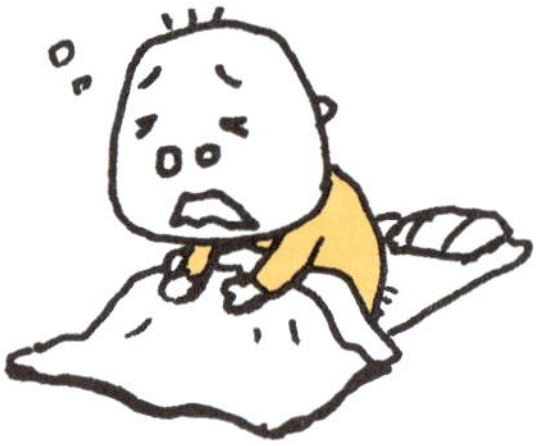

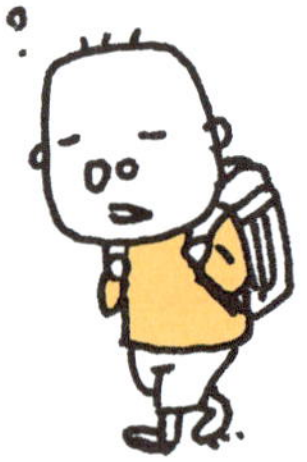

よるねむれないので
ひるまも ボーッとしちゃう。

イライラして しゅうちゅうできなくなる。
だから べんきょうも できなくなる。

ほっとかないで！
はなづまり

いきぐるしいから、
だんだんしせいが
わるくなる

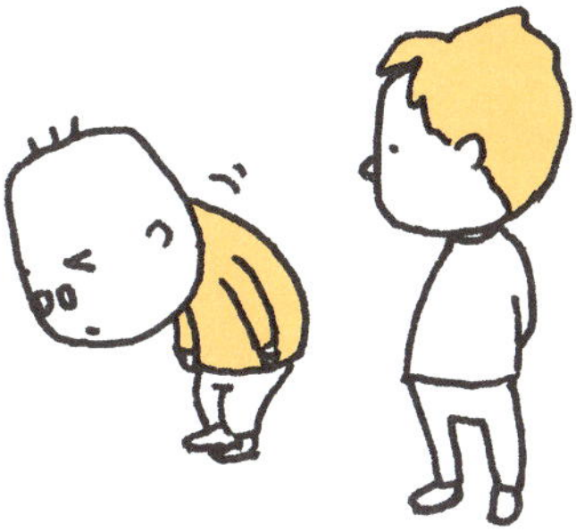

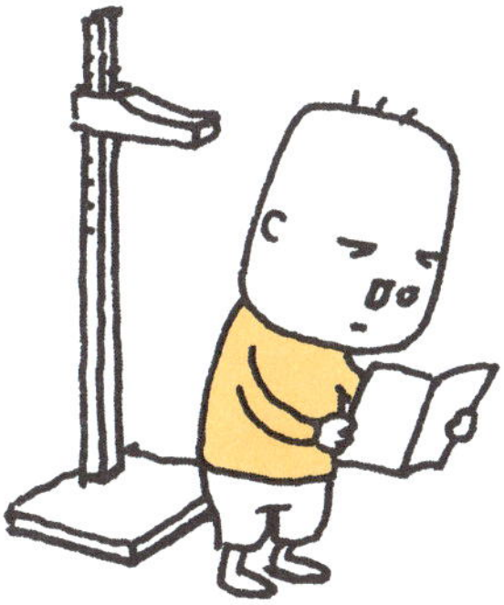

せがのびにくくなる

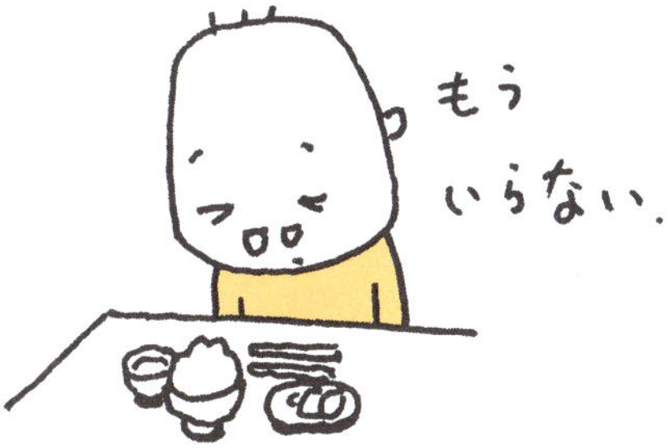

ごはんを あんまり
たべたくなくなる

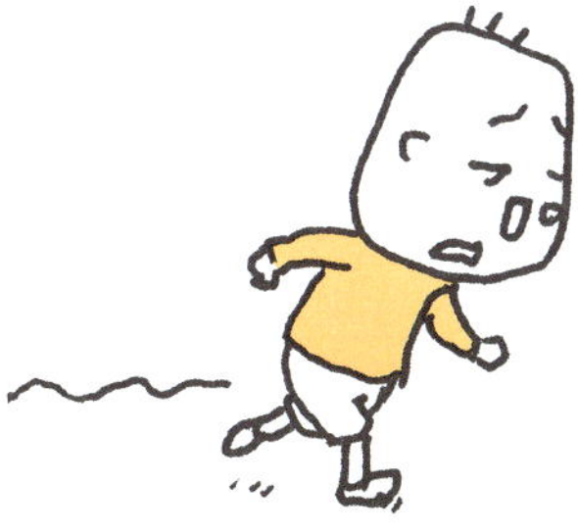

くるしいから
うんどうもにがてになる

…などなど。

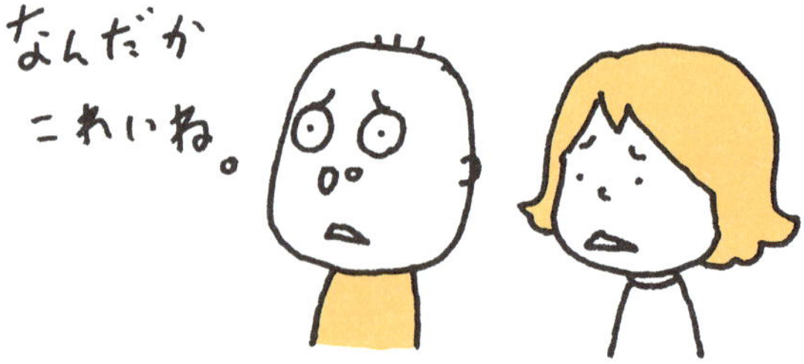

そうなんです。

さらに **だいじなはなしがもうひとつ。**

「じぶんはハナヅマリじゃない」っておもっているひとでも、じつは**「かくれハナヅマリ」**かもしれないのです!

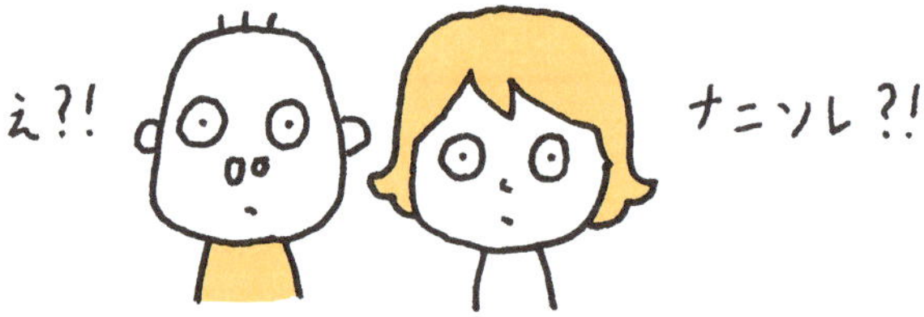

「かくれハナヅマリ」とは、
じぶんではつまっているつもりではないけれど、じつはほとんどハナでこきゅうができていなかったり、よるねてるときだけハナがつまるので、じぶんではハナヅマリにきづいていないじょうたいのことです。

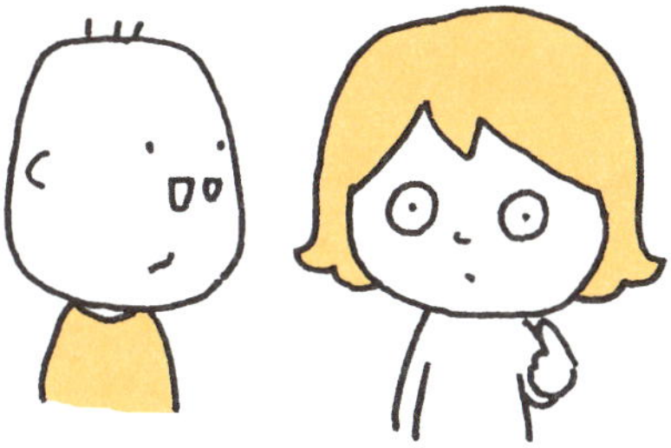

え、
ていうことは
わたしも
ハナヅマリかも
しれないの？

そうなんです。**『かくれハナヅマリ』**も、りっぱなハナヅマリなので、やっぱりからだによくないんです。

こんなことがおもいあたるひとは
『かくれハナヅマリ』かもしれません。

- なんとなくくちが
あいていることがおおい

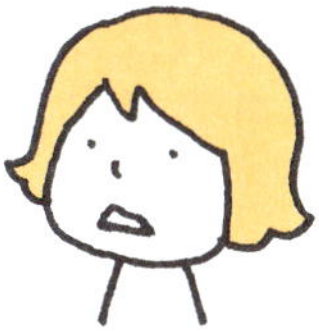

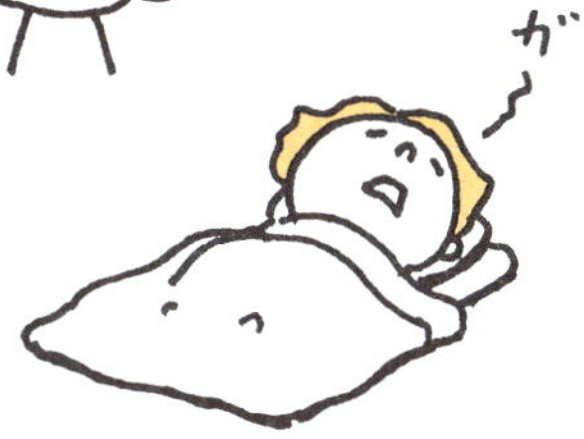

- いびきをよくかく

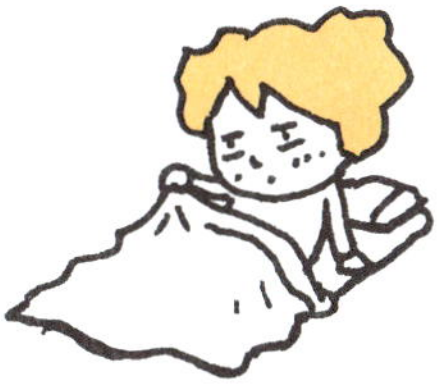

- おもらしをすることがある

- よるとつぜんおきてしまうことがよくある

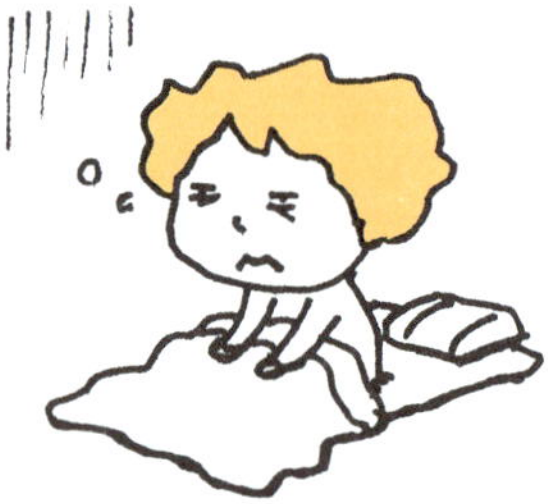

- ねているあいだにこきゅうがとまることがある

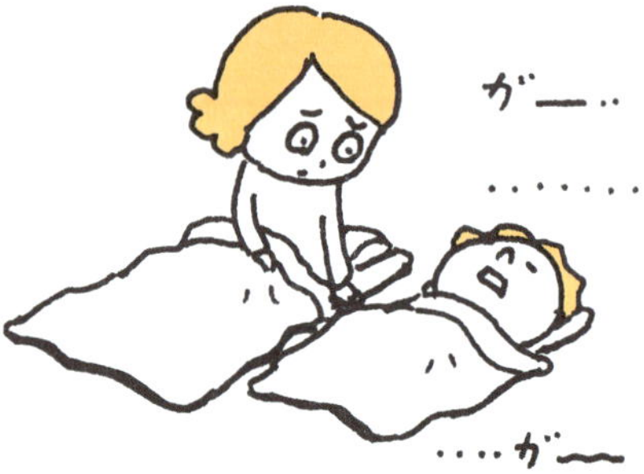

- ごはんをたべるときあまりかまない

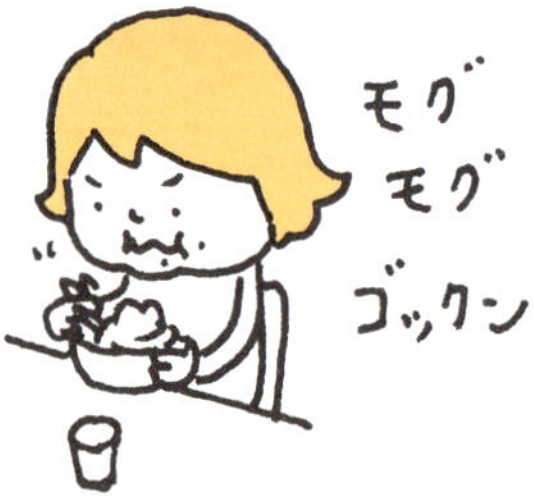

- あさボーッとしている

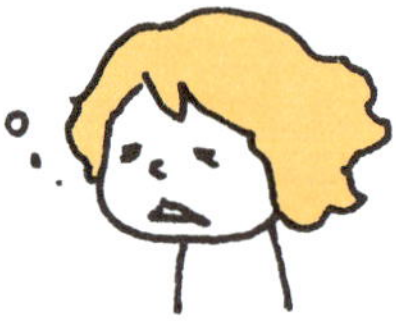

- あごがちいさい

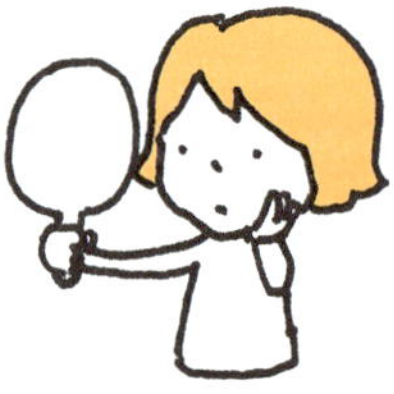

など。

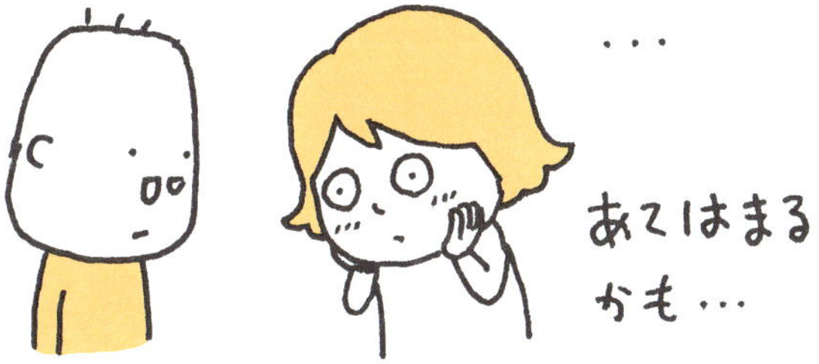

だから、じぶんがハナヅマリなのかどうか、
そうだとしたらどのていどのハナヅマリなのかは、
きちんとけんさしてもらわないとわからないんです。

でも、この「きちんとしたけんさ」って、どこの
おいしゃさんでもできるわけじゃないんです。

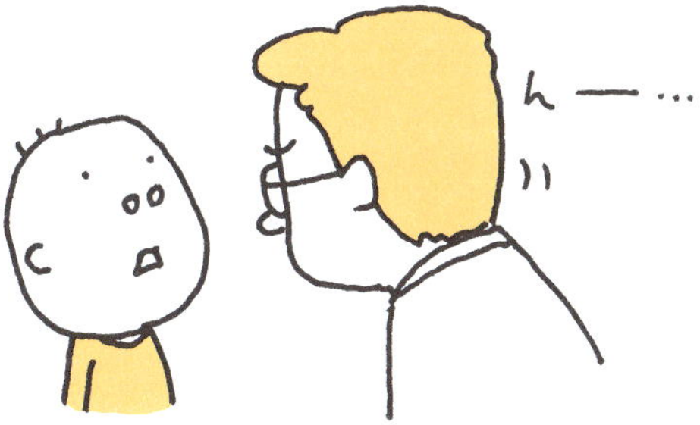

なぜならハナのあなからみただけでは
おくのほうがわからないから。

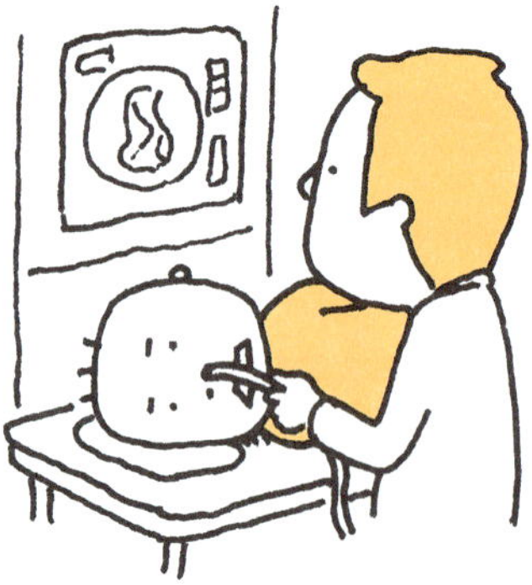

鼻鏡《びきょう》や

内視鏡《ないしきょう》、

レントゲンや

C《しー》T《てぃー》スキャンで

しらべてもらいましょう。

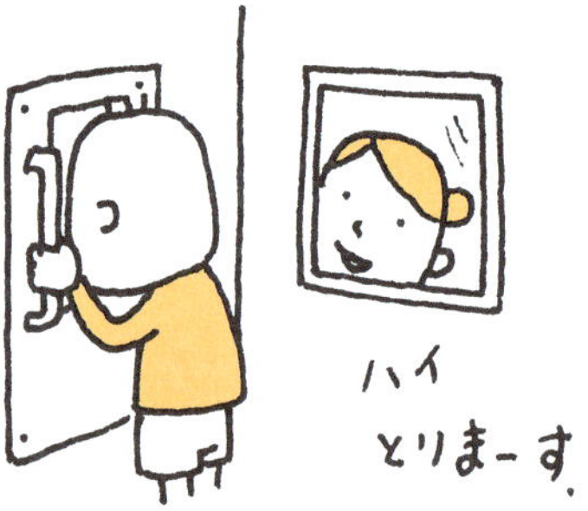

キミのハナのおくは

こうなっています。

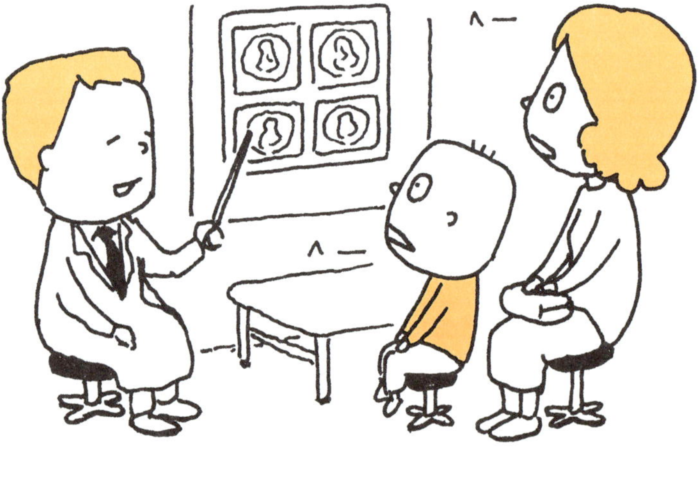

いまは くすりを はじめ、いろんな ちりょうほうが
あるから、きっと いい ほうほうが みつかります。

「しゅじゅつする」という
ほうほうも あります。

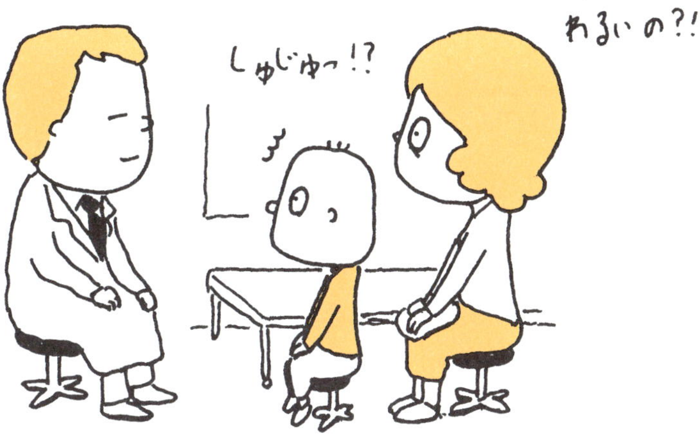
そんなに
わるいの?!
しゅじゅつ!?

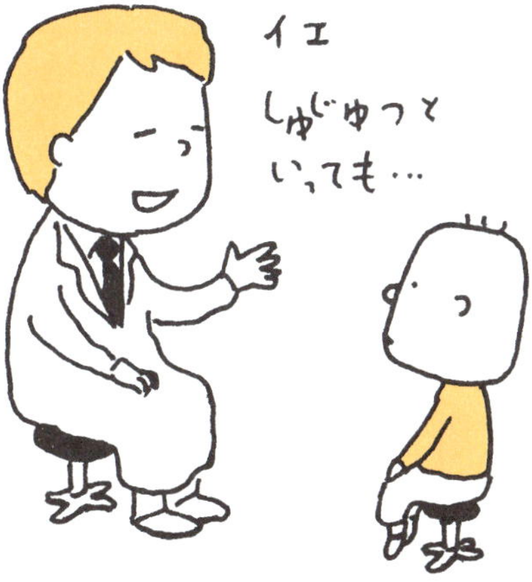
イエ
しゅじゅつと
いっても…

きちんとした じびかの
おいしゃさんに、
きちんと せつめい
してもらいましょう。

ずっとまえから（もしかしたらうまれたときから）
ハナヅマリだったひとは、それがあたりまえに
なっちゃってるかも しれないけれど、きちんと
ちりょうして ハナから **スー**ッ と いきが
できるようになると、ビックリするくらい まいにちが
かわります。

たとえていうと、

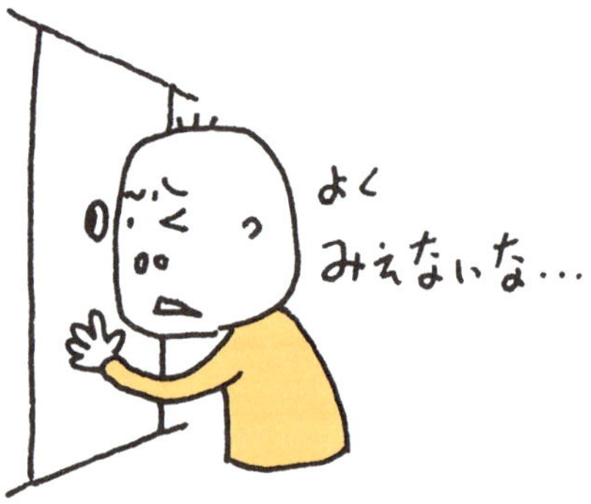

いままでちいさい
あなからしかそとが
みえなかったけど、

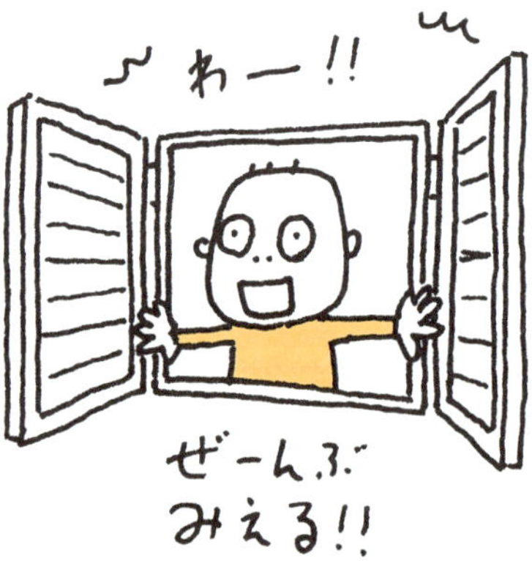

おおきなまどが
ズバーン!!って
ひらいたかんじ。

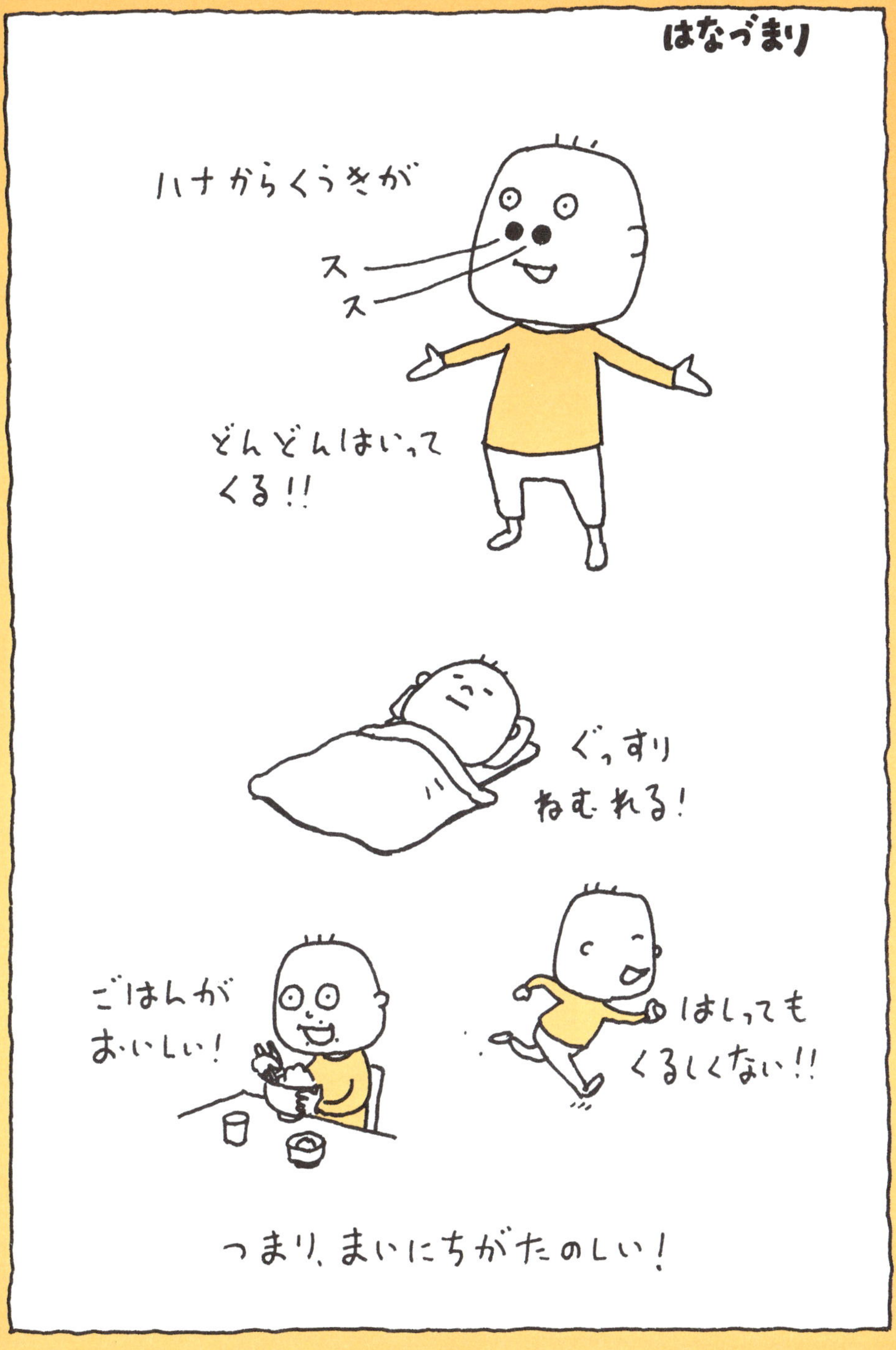
ハナからくうきが
ス
ス
どんどんはいってくる!!
ぐっすりねむれる!
ごはんがおいしい!
はしってもくるしくない!!
つまり、まいにちがたのしい!

だから、おとなは もちろん、これから
おおきくなる きみたちは、ハナを ちゃんと
けんさして、ひつようなら ちゃんと ちりょうした
ほうが ぜったい いいんです。

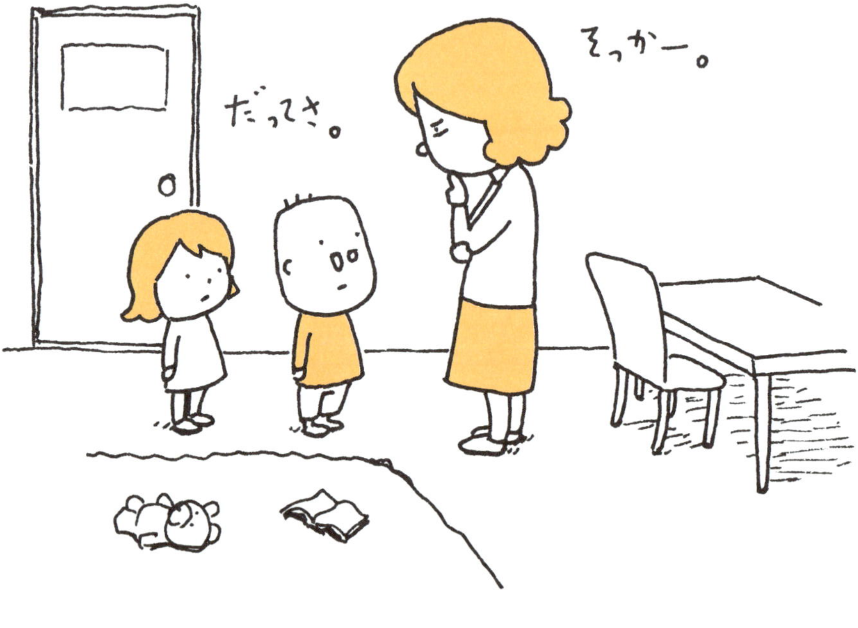

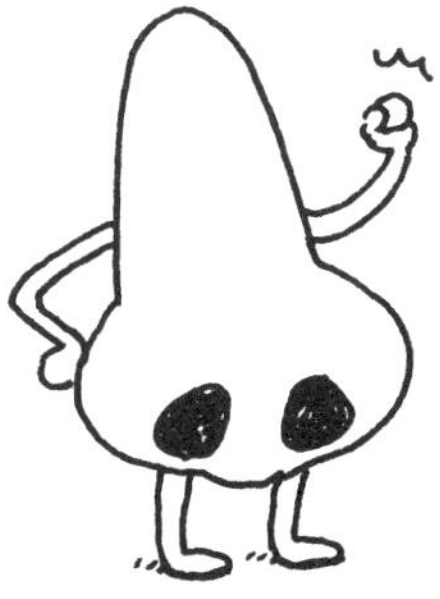

気づいてあげて、
鼻づまり！

親御さんに知ってほしい鼻の話

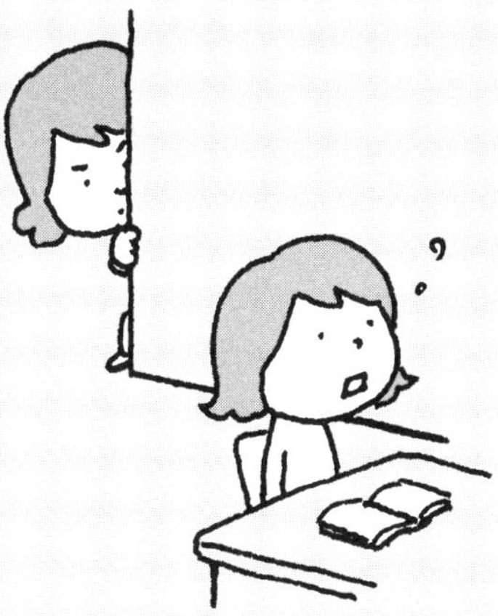

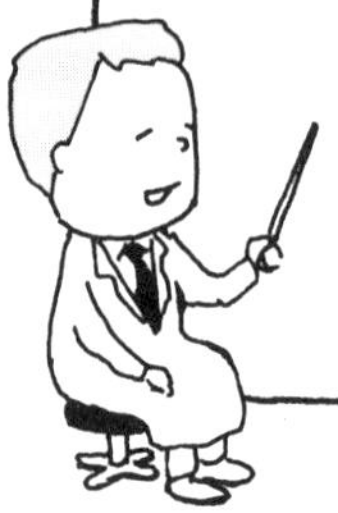

1

あなたのお子さん、鼻づまりがありませんか

鼻づまりはわかりにくい

鼻の病気の治療《ちりょう》を始めて20年以上になります。そして、ここ数年は、とくにお子さんの鼻づまりの治療に力を注ぎ、子ども専門の外来を開くまでに至っています。

なぜなら、長い治療経験のなかで、鼻がつまっていることが、お子さんのからだに与える影響はとても大きいということに、気づいてきたからです。

鼻がつまると、思うように呼吸ができなくて、苦しい。でも「鼻がつまって苦しい」というのは、鼻づまりのほんの一側面です。

一般的にはあまり知られていない、「鼻づまりの本当のこと」を、これから話していきたいと思います。

では、まず質問です。お母さん、「鼻づまり」にどんなイメージを持っていますか？

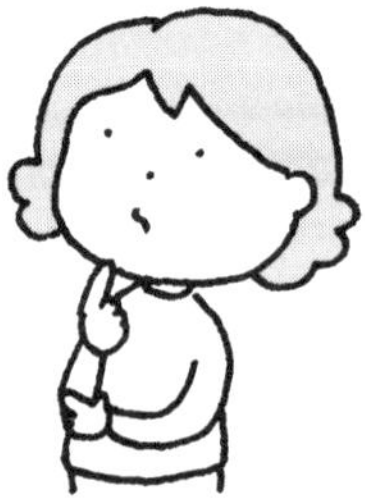

風邪《かぜ》や花粉症《かふんしょう》の時に起こる症状？
鼻がつまって息が苦しい状態？
放っておいても、そのうち治る？

「すべて正解でしょ」

はい、そうです。
鼻づまりは、「風邪や花粉症の時に起こる症状」ですし、「鼻がつまって息が苦しい状態」。また、一部の鼻づまりは「放っておいても、そのうち治る」かもしれません。

ところが最近、鼻づまりには、こわい側面があることが分かってきたのです。

お母さん、ドキッとしましたか？　だれもが経験する「よくある症状」である鼻づまりが、実は、怖いなんて！
決して大げさに言っているわけではないのです。
鼻づまりが治った子どもさんたちから、数々の報告をいただきます。
鼻づまりが治ったら、身長が伸びた。
学校の成績が上がった。
キレにくくなった。
笑顔が増えた――。

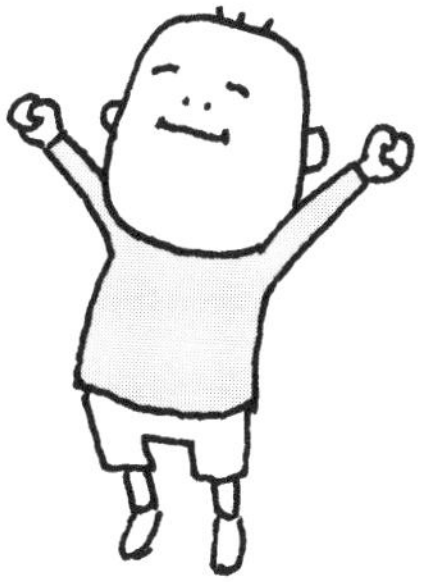

驚きました。
「鼻が通った」以外に、こんなに「いいこと」が起こるなんて。

なにより、治療後のお子さんの表情は、治療前とは別人かと思うほど、生き生きと明るく変わる！　その変化は、ぼくにとってとてもうれしいことでしたが、同時にヒヤッとするのです。

もし、鼻づまりの治療を受けていなかったら、このお子さんはどうなっていたのだろう……と。

「でも、ウチの子に限って」

鼻づまりの怖さについて話すと、たいていのお母さんは「うん、うん」とうなずきながらも、微妙な表情。どこか他人事です。

ウチの子はとくに鼻づまりになっている様子はない。ときどき鼻炎にかかっているけれど、子どもにはよくあることだし、わざわざお医者さんに行くほどのことでは……と。

ところが、試しにそういうお子さんを診させてもらうと、鼻腔が狭くなって、空気の通りが悪くなった典型的な鼻づまりがよく見つかるのです。

「鼻づまりがある？」と聞くと、首を横に振っていたお子さんに、鼻づまりに関連した思い当たる症状、たとえば「昼間、眠くならない？」「走ると息苦しくない？」などと聞くと、こくんと頷きます。

ぼくは、こういった目立たない鼻づまりを「隠れ鼻づまり」と呼んでいます。

「隠れ鼻づまり」って？

　鼻づまりは、まるで七変化をする忍者のよう。日中は姿をかくし、夜になると暗闇の中でそっと姿をあらわします。また「鼻がつまる」といった、そのままずばりの「姿」であらわれる時もあれば、一見、鼻づまりとは無関係の「姿」であらわれる時もあるのです。

　だから、鼻の治療を長くやっているドクターであっても、見つけられないことがあります。それに、鼻づまりに関しては、ドクターの教科書に載っていないこともたくさんあるのです。

「鼻づまり」のことは、広く知られているようで、意外に知られていないことも多い。ぼくも、お子さんの鼻づまりの治療に積極的にかかわるようになって、初めて気づいたことがいくつもあります。

　さらに、鼻づまりは、はにかみ屋さんでもあります。風邪や花粉症などのときには、誰もが気づく姿で登場するのですが、それ以外のときには、本人にも周りの人にも分からないように、ひっそりと隠れてしまいます。

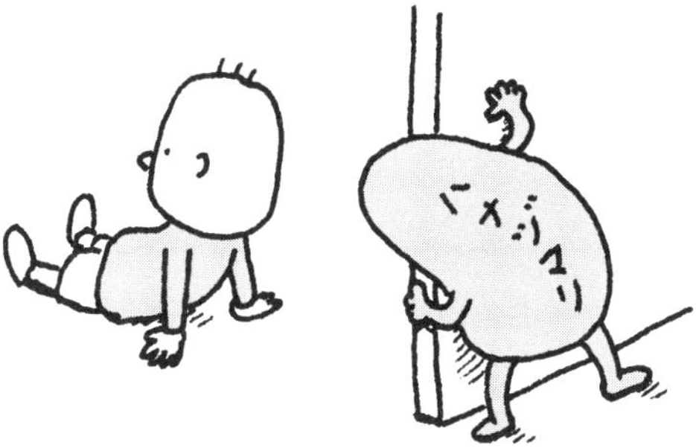

もしかしたら、お母さんは、お子さんの鼻づまりに気づいていないかもしれません。これが大人なら、

「典型的な鼻づまりの症状はないけれど、なにかおかしい」

「いつも調子が悪いけれど原因はなんだろう」

と思うでしょう。

ところがお子さんは、「なにかおかしい」というモヤモヤを抱えながら、それを言葉にできないままに、毎日を過ごしているのかもしれません。あるいは、物心がついた頃からずっと鼻づまりでいることで、それが当たり前の状態となり、自分に「鼻づまりがある」ことを知らないお子さんもいます。

当てはまるかどうか、チェックしよう

鼻づまりは、一般的に「鼻がつまったように感じる」自覚的な症状を指します。

自覚的な症状、要するに「鼻づまりがあるということを、自分で分かっている」ということですね。

これが、お子さんには難しい。

特に小さなお子さんは、苦しくても、つらくても、それを言葉で表現する力を持っていないことが多い。また、「いかにも鼻づまり」とは違った症状で出ていることもあります。

そこで、お母さんにチェックしていただきたいのは、次に挙げた項目です。「睡眠中」「日中」「心の状態」「からだの状態」の４つに分かれています。

まず、「睡眠中」からです。お子さんの寝ている様子はどうでしょうか？

・口を開けて寝ていますか？
・いびきをかいていますか？
・歯ぎしりをしていますか？
・呼吸が止まることがありますか？
・頻繁に寝返りを打ちますか？
・夜中に目を覚ますことはありますか？
・小学生になってもおねしょをすることはありますか？

「口を開けて寝ている」は、必ずしも大きく口を開けて寝ているとは限りません。うっすら口を開いている場合も、要チェックです。

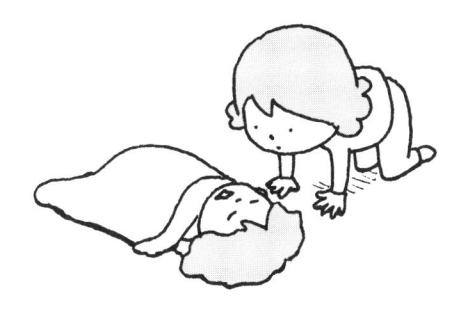

次に、日中のお子さんは？

・朝、起きた時、ぼーっとする、またはぐずることがありますか？
・昼間に口を開けて息をしていますか？
・昼間に眠たがることはありますか？

・集中力に欠けたり、集中する時間が短かったりしますか？

学校に行っているお子さんなら、担任の先生に「昼間、居眠りをしていませんか？」「授業中、キョロキョロせず、先生のお話をちゃんと聞いていますか？」などと聞くのもいいかもしれませんね。「注意欠如《ちゅういけつじょ》・多《た》動性障害《どうせいしょうがい》（ADHD）」と言われている場合も、その背景に鼻づまりが関係している可能性があります。

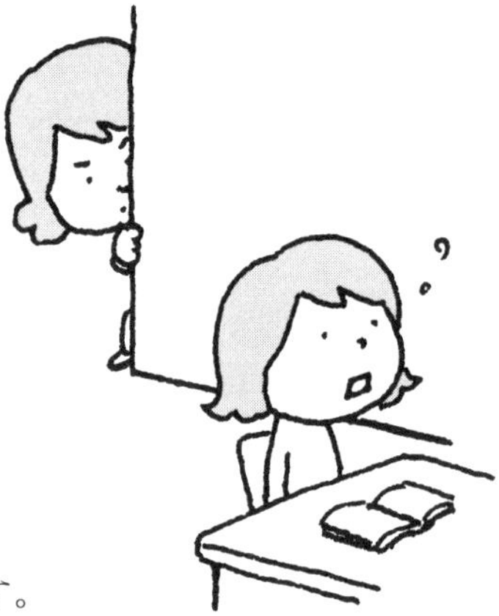

さらに、「心の状態」もチェックします。

・表情がとぼしくないですか？
・イライラしたり、キレやすいということはないですか？
・反抗的ですか？
・落ち着きがないと感じることはありますか？

最後は、「からだの状態」です。

・運動をする時、息苦しそうですか？
・鼻水をティッシュでよくかんでいますか？

・食べる時に呼吸がしづらく、よく噛まずに飲み込んでいませんか？
・ニオイに鈍感だと感じることがありますか？
・顎《あご》が小さく、歯ならびが悪くありませんか？
・背が伸びにくくありませんか？
・前かがみの悪い姿勢をとっていませんか？

「昼間に口を開けて息をしている」「運動をする時、息苦しそう」「鼻水をティッシュでよくかんでいる」のような「いかにも」な症状もあれば、「集中力がない」「いつもボーッとしている」「表情にとぼしい」「イライラしやすい、キレやすい」「背が伸びない」「姿勢が悪い」「おねしょ」など、一見、鼻づまりとなんの関係もなさそうな症状もあります。

お子さんの鼻づまりの治療をすればするほど、「鼻づまりは、鼻がつまることだけにあらず」と痛感させられます。はじまりは鼻づまりで、それがからだや心に影響を与え、様々な症状として出てきているのです。発展途上の小さなお子さんなら、その影響ははかりしれません。

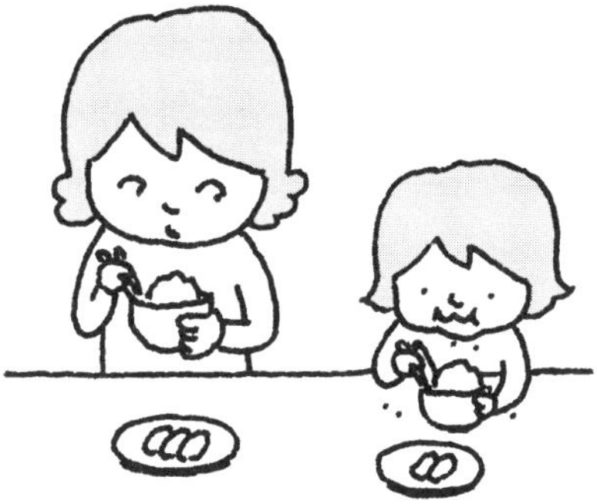

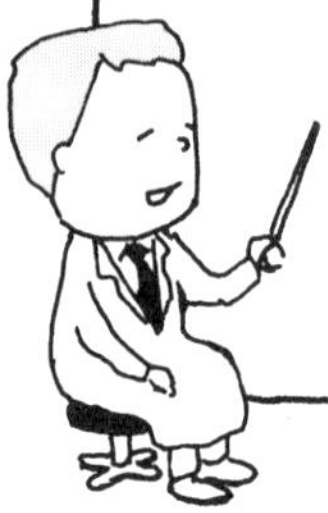

2

鼻について知りましょう

鼻づまりが起こる理由

またまた、質問です。鼻づまりが起こる理由は何だと思いますか？

・花粉症や風邪で鼻の粘膜《ねんまく》が腫《は》れている？
・花粉症や風邪をきっかけに、鼻の粘膜が腫れやすくなった？
・体質的に鼻の粘膜がいつも腫れている？

そう！　全部正解です。鼻づまりのほとんどは、鼻の粘膜が腫れるために起こっています。顔の正面から見ると、鼻の穴は指を入れるのがやっとというほど小さいですが、その奥には縦横数センチもある広い部屋があります。この部屋の壁紙に当たる粘膜が腫れると、部屋が狭くなって、空気が流れにくくなります。これが鼻づまりを引き起こします。なぜ粘膜が腫れるかについては、後で述べるとして、まずは鼻の中がどうなっているかについてお話しします。

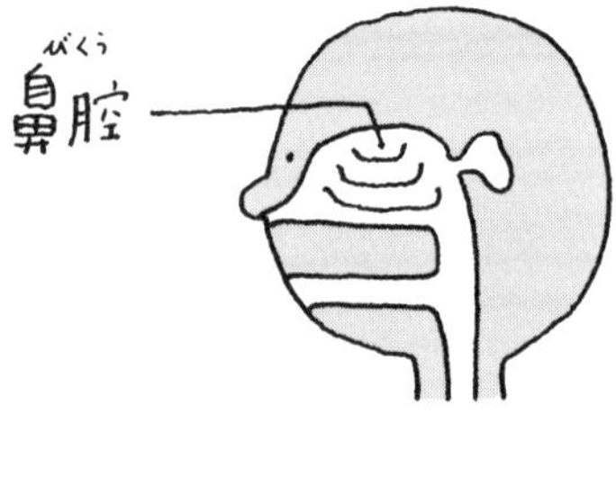

鼻の構造

「鼻腔《びくう》」と呼ばれる部屋は、単純な空間ではなく、３～４つの羽のような突《とっ》起《き》が両側の壁から中央に向かって突き出した、段々構造になっています。この突起を「鼻甲介《びこうかい》」と呼びます。鼻甲介があるために、空気と触れる面積が広くなり、空気は効率よく粘膜から温度や湿度を受け取ることができるのです。

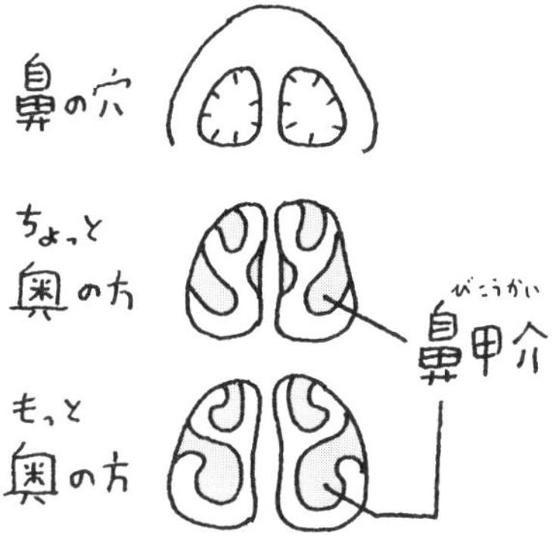

また、鼻腔の外側の壁には、いくつかの小さな孔《あな》（自然口）が開いています。孔の中をのぞいてみると、奥に洞窟《どうくつ》のような空洞が広がっています。「副鼻腔《ふくびくう》」と呼ばれる、顔面の骨の中に形成される空洞です。場所によっては、さらに奥に別の空洞が続いていて、まるで鍾乳洞《しょうにゅうどう》のよう。空洞は、「上顎洞《じょうがくどう》」、「篩骨洞《しこつどう》」、「前頭洞《ぜんとうどう》」、「蝶形骨洞《ちょうけいこつどう》」と、大きく4つに分類されます。

鼻腔も副鼻腔も、１枚の紙にひだを寄せたような状態で、連続した粘膜で覆われています。つまり、鼻の穴の奥にある部屋は、すべてつながった構造になっているのです。

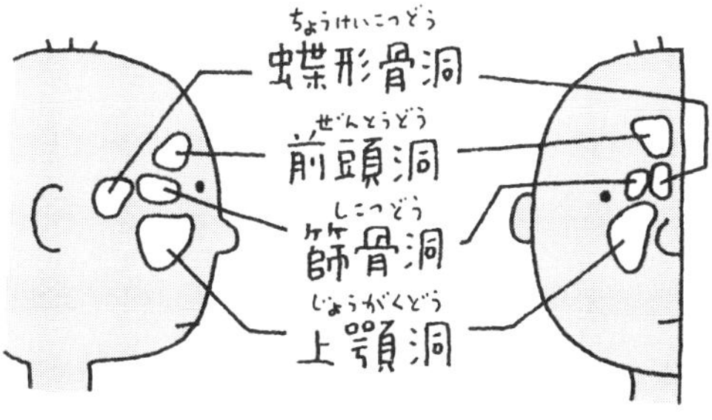

鼻の役割

鼻には、息を吸ったり吐いたりする「呼吸器としての機能」と、香り、匂い、風味などを感じる「感覚器（嗅覚）としての機能」があります。鼻にティッシュを詰めていると、息はできないし、香りは分からないし……。

この２つの機能、どちらも大切な機能ですが、生命を維持することに直結しているのは、「呼吸器としての機能」。この機能にトラブルが生じれば、からだの中に十分な酸素を取り込むことができません。

息を吸って、鼻から取り入れた酸素は、まず肺に行き、そこから血液の流れに乗って細胞内に運び込まれます。細胞内には、食事として入った栄養が運び込まれていて、酸素と栄養が一緒になって、エネルギーが生み出されます。木（栄養）に、マッチで火（酸素）をつけ、炎（エネルギー）が燃え上がる、というイメージでしょうか。

酸素がなければ、炎は燃え上がりませんから、呼吸なしでは、からだの中の細胞は働くことができません。

エネルギーが生み出された後は、二酸化炭素と水がカスとして残ります。木を燃やすとできる、燃えカスと同じです。カスは速やかに捨てたいですよね。特にからだの場合、カスである二酸化炭素を放置すると、ある化学反応が起こって、活性酸素というものが作り出されます。活性酸素は、からだの老化を促進させてしまいます。だから、一刻も早く捨てたい。私たちは「息を吐く」ことで、いらなくなった二酸化炭素を捨てているのです。

息を吸って吐くということは、つまり、「生きる」ということ。鼻からの呼吸によって、生きるために必要な酸素を体の中に取り入れているのです。

「口からでも呼吸はできるのでは？」

そんな声が聞こえてきそうですね。

確かに口からでも酸素は取り入れることができますが、いろいろな不都合が生じてきます。

先ほどお話ししましたように、呼吸の最大の目的は、酸素を体内に取り込むこと。その作業効率が、口呼吸では低下してしまうのです。ところが鼻には、酸素を最も効率よく体に取り込むために、次のような機能が備わっています。

「鼻のもつ大切な機能」
① 空気中のほこりや細菌《さいきん》などの有害物質をシャットアウト
② 外の環境にかかわらず、肺《はい》の中の環境を一定に保つ
③ 肺の運動を活発にし、肺に出入りする空気の量を増やす
④ 肺の中を流れる血液の量を増やし、血液への酸素の取り込みを促進させる

まず、①からお話ししましょう。

晴れた日に空気を見ると、キラキラしたものが浮かんでいるのが見えませんか？　それは、空気中のホコリが、太陽の光を受けて光っているもの。ホコリだけではありません。空気中には、花粉や細菌、ウイルスなどたくさんの粒子が浮遊しています。

余談ですが、寒い日に呼吸をすると、息が白くなりますよね？　それは、息の中の水蒸気が冷たい空気に冷やされて水滴になるから。ところが、日本よりはるかに寒い南極では白くならないそうです。なぜか、分かりますか？　南極では、ホコリなどが空気中に浮遊していません。水蒸気はホコリなどにくっつき、それを核にして水滴になります。ところが、ホコリなどがない南極では、水蒸気が核にするものがないので、水滴にもならず、吐いた息が白くならないのです。

話が少しそれました。つまり、ぼくたちが暮らす場所の空気は、それほどまでにいろんなものが浮遊している。それをそのまま鼻から吸って肺に取り込んだら、大変です。人間の目には映らないほど小さなものであっても、肺の組織はとてもデリケートなので、ほこりや花粉、細菌やウイルスなどの粒子で傷つけられてしまうのです。すると、肺に取り込まれた空気は、スムーズに血管に移行しにくくなります。

鼻の中は、ミラクルワールドです。鼻毛があり、鼻腔の粘膜《ねんまく》をおおうドロッとした粘液《ねんえき》があり、粘液層には長さ５マイクロメートルの小さな毛（線毛《せんもう》）が生えています。これらが総出で、ほこりや花粉、細菌やウイルスなどの粒子が肺に入らないように阻止します。

空気中の粒子は、まず鼻毛がキャッチします。ここをうまく通り抜けた粒子は、今度は粘液層で捕らえられます。粘液層に生える線毛は毎分６ミリメートルほどのスピードで、ベルトコンベアーのように連続的に粒子を運びます。隊列をなした大勢の人が、上げた両手でボールを一定方向に動かしている感じです。この動きによって、粘液層で捕らえられた粒子は、粘液とともに胃に運ばれ、胃酸で無害化されます。

結果、肺に入り込めるのは、１マイクロメートル以下のごくごく小さな粒子だけ。花粉症を引き起こす花粉の大きさは20～40マイクロメートルですから、鼻毛と粘液層という「門番」の阻止をすり抜けることができないのです。肺にまでいくのはかなり狭き門であることがわかりますよね。

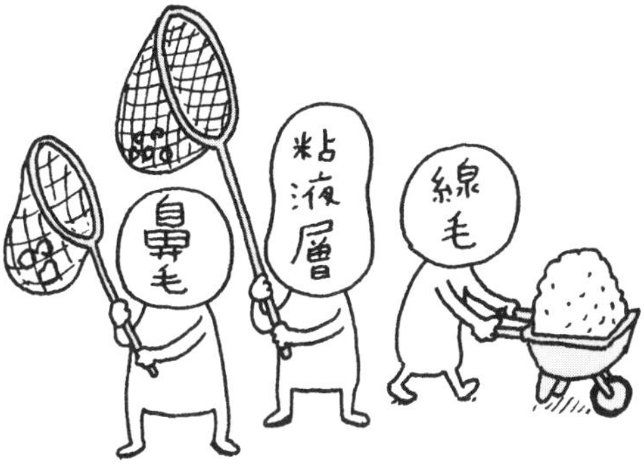

②は、鼻は、いわばエアーコンディショナーの役割をしているのです。鼻で吸った空気は肺に運ばれるわけですが、氷点下10度の極寒の地で息を吸っても、灼熱地獄《しゃくねつじごく》のような地で深呼吸をしても、肺に入る空気は、肺の中の環境と近い温度、湿度（温度37度、湿度１００％）に調節されます。

鼻に入り込んだ空気は、「あっ」と声を出すほどの短い時間に通り過ぎてしまいます。どうしてこんな短い時間に、温度や湿度を調節するのか、不思議に思いませんか？

このような離れわざのカギをにぎっているのが、鼻腔の中にある鼻甲介と呼ばれる複数の突起。これによって、鼻腔をおおっている粘膜の大きさは、横から見た鼻腔の大きさの４倍にもなるのです。つまり、おおきな粘膜の表面すべてが空気と接している状態で、うまく鼻の中に収納されており、これによって短時間に温度と湿度の調節を可能にしているのです。

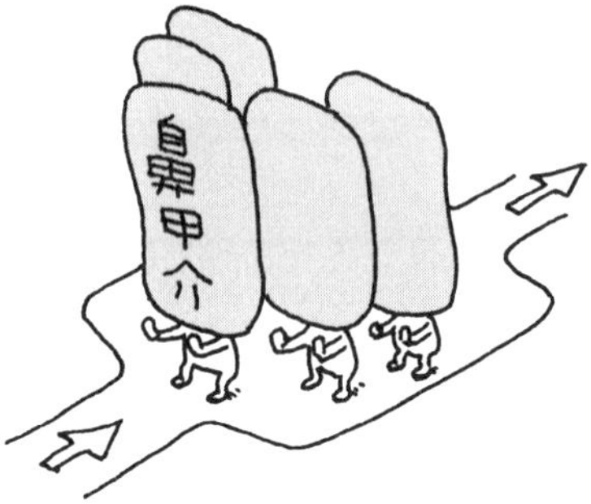

③と④は、鼻がもつ遠隔機能です。つまり、肺における酸素の取り込み機能に、鼻が関与しているのです。このメカニズムを少し詳しく説明しましょう。

鼻から呼吸をすると、口から呼吸するときに比べ、呼吸回数と、肺に出入りする空気の量（換気量）とが増えることがわかっています。鼻に局所麻酔薬《きょくしょますいやく》を吹きつけると、この呼吸促進作用がなくなることから、粘膜にはセンサーが存在し、これが神経反射を引き起こして肺の活動を活性化させると考えられています。

また、鼻腔や副鼻腔の粘膜からは、一酸化窒素《いっさんかちっそ》という物質がたくさん作られています。この一酸化窒素は、肺の血管を拡張させ、肺の中に取り込まれた空気中の酸素を効率よく血管内に移行させる働きをしていることから、重症の呼吸不全に対する新しい吸入療法として注目されている物質です。鼻から呼吸することによって、吸入療法と同じ効果を得られるわけです。つまり、鼻から呼吸することによって、肺の中での酸素の取り込み機能が促進されるわけです。

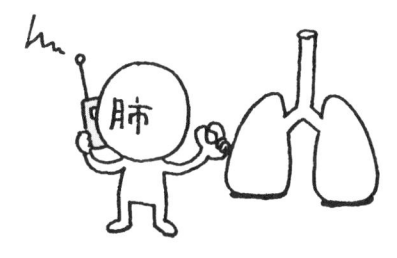

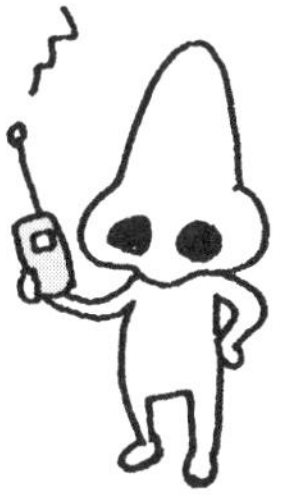

一番問題なことは、なにか

「呼吸器としての機能」といえば、口で行う「口呼吸」もあります。鼻の穴にティッシュペーパーをつめた状態でも、口をあければ、スゥーハァースゥーハァーと息ができます。

「鼻がつまっていても、口で呼吸ができれば問題ない？」

もうおわかりですね。鼻の持っている「呼吸器としての4つの機能」はすべて、外から入ってきた空気中の酸素を、からだが効率よく取り込むためのものです。ところが、口呼吸の場合、空気が通る喉には、これらの機能がありません。

つまり、酸素を取り込んで生きている私たちの体は、鼻から呼吸するようにできている。効率よく酸素を身体の中に取り入れ、活用させるための働きが、鼻には備わっています。鼻づまりの一番の問題は、酸素を身体に取り入れるための本来持っている「呼吸器としての機能」を活かせないことなのです。

これが鼻づまりを考える上で、もっとも大切なポイントです。

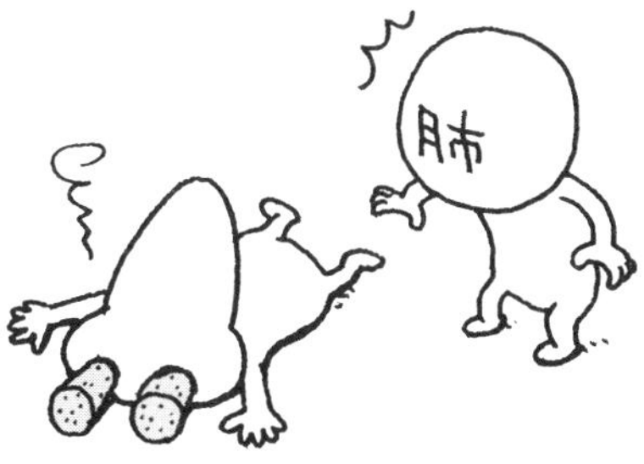

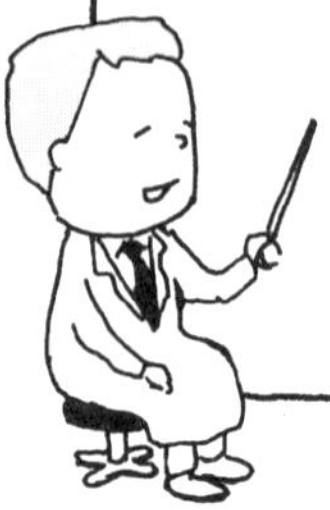

3

鼻づまりを起こす病気

鼻炎

鼻づまりは、鼻腔の粘膜が腫れ、鼻腔が狭くなるために起こります。粘膜が腫れるのは、粘膜に炎症が起こるから。この状態が「鼻炎」です。

鼻炎で代表的なものは、ウイルス感染の時に見られる「急性鼻炎」や、花粉やハウスダストといった抗原《こうげん》と呼ばれる原因物質が引き起こす「アレルギー性鼻炎」。また、アレルギー性鼻炎とまったく同じ症状なのに、検査でもアレルギーの原因となる物質（抗原）を特定できない「非アレルギー性鼻炎」と呼ばれる鼻炎もあります。

お子さんの鼻づまりが気になるのは、風邪を除けば、花粉症のシーズンではないでしょうか？　クシュンクシュンとくしゃみが続き、鼻づまりで苦しそうなお子さんを見るのは、本当につらいことと思います。

でも、花粉症の時期を過ぎ、お子さんの見るからにひどいクシャミや鼻づまりが治まったら、ほっと一安心していませんか？　そういう時こそ、お子さんの鼻づまりをチェックしてほしいと思います。

アレルギー性鼻炎を持っている人は、お子さんに限らず、抗原（花粉やハウスダストなど）に接触すると、粘膜の炎症がひどくなり、鼻づまりが悪化します。抗原と接触しなくなれば（花粉症の時期なら、花粉の飛散が治まれば）、粘膜の炎症が軽くなり、鼻づまりも目立った症状ではなくなります。

いまの表現に気がつきましたか？　「炎症がひどくなり」「鼻づまりが悪化」「炎症が軽くなり」「鼻づまりも目立った症状ではなくなり」……。つまり、これは、もともとあった症状が一時的にひどくなり、それが緩和する、という意味です。

花粉症のシーズンだけ、鼻炎症状が出る人は確かにいます。でも、多くの場合、もともと軽い炎症があって、花粉症のシーズンに炎症がひどくなり、シーズンが過ぎるとそれが軽くなる。一過性の鼻炎か、慢性の鼻炎かの線引きは正直難しいのですけど、たとえ一過性であっても、鼻炎を繰り返しているうちに、慢性化してしまう人が少なくないと感じています。

鼻炎の粘膜は、アレルギーの有無にかかわらず、共通した大きな特徴をもっています。それは、鼻づまりがその時々で大きく変化すること。ある時は右がつまったり、ある時は左がつまったり、また数時間ごとにつまったりつまらなかったり様々です。中には、日中には鼻づまりがまったくないのに、夜だけ鼻づまりが現れる場合もあります。これが前述した「隠れ鼻づまり」です。

なぜこのような変化が起こるのか？　このメカニズムについて、少し説明します。

鼻の粘膜には、「容積血管《ようせきけっかん》」とよばれる大量の血液を貯えることのできる血管網が存在します。この血管網は、交感神経や化学伝達物質に反応し、スポンジのように膨らんだり縮んだりして粘膜の厚みをコントロールしています。

正常な人にも、数時間ごとに右と左で粘膜の腫れが移動する「鼻のサイクル」と呼ばれる生理現象がみられますが、この現象も、容積血管の伸縮性が左右で移動するために起こります。この現象は、鼻が右と左で交互に機能したり休んだりしているためと考えられています。また就寝時には、頭が心臓の高さに近づくため、起きているときより血液が戻りにくくなり、粘膜が腫れてきます。

鼻炎になると、容積血管の伸縮性がゆるんでしまい、交感神経の刺激や化学伝達物質に反応しにくくなります。つまり、正常の人にみられる粘膜の変動が、炎症の程度に応じて、増幅して現れるのです。ですから、日中に鼻づまりを感じていない人でも、夜になると口呼吸になり、いびきをかいたり、呼吸が止まったりするのです。

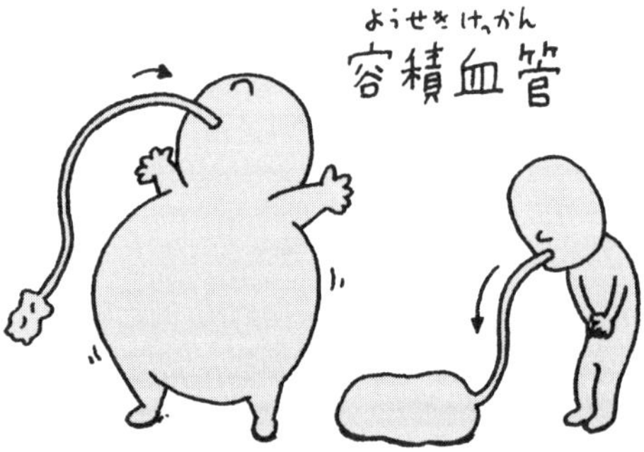

「ウチの子はアレルギー性鼻炎だから」と思っているお母さん。アレルギー性鼻炎という病名で、かえってお子さんの本当のつらさを見逃していませんか？

慢性《まんせい》副《ふく》鼻《び》腔《くう》炎《えん》

「鼻の構造」でも述べましたが、鼻腔の周辺にある骨で囲まれた空洞を、副鼻腔といいます。そして副鼻腔は、鼻腔の壁にある小さな孔（自然口）で鼻腔とつながっていて、その孔を通して空気の交換が行われます。

慢性副鼻腔炎は、文字通り、その副鼻腔に起こる慢性的な炎症。患者さんのほとんどは、鼻づまりを一番の症状として訴え、受診します。

何度となくお話ししているように、口呼吸になる鼻づまりは、鼻腔の粘膜に炎症が起こって空気の通り道が狭くなり、酸素が肺に十分に入ってこない状態。副鼻腔の炎症だけでは、このような鼻づまりを起こすとは考えにくい。そのことから、慢性副鼻腔炎の多くは、鼻炎が引き起こす二次的な炎症ではないか、と考えています。

根拠はいくつもあります。慢性副鼻腔炎の患者さんのほとんどは、CTで詳しく見ると、鼻腔周囲の粘膜が腫れており、副鼻腔へと続く小さな孔が狭くなっています。さらに注意深くお話を伺うと、寝ている間のいびきや口呼吸、朝起きた時ののどの渇きなど、「隠れ鼻づまり」が予想される症状を訴える患者さんが多いこと。また、その時々によって、副鼻腔炎を起こしている場所が移動したり、炎症の程度が変化すること。

このような事実から、慢性副鼻腔炎の多くは、鼻炎によって鼻腔粘膜が慢性的に腫れ、これが副鼻腔への入り口である自然口を狭くし、副鼻腔への空気の出入りが妨げられた結果、起こるのではないかと考えられるのです。と同時に、症状である鼻づまりを改善させるには、慢性副鼻腔炎の治療だけでは不十分なのではないかと考えています。

鼻づまりを起こす代表的な鼻の病気を出してお話ししましたが、ここで強調したいのは、「お子さんが、ちゃんと鼻で呼吸をしているかどうか、口呼吸になっていないかどうか？　これを第一に考えてくださいね」ということ。せっかく治療を受けたのに、鼻づまりが改善されないままでは、お子さんの苦しさを取り除いたということにはなりません。

4

こわい鼻づまり

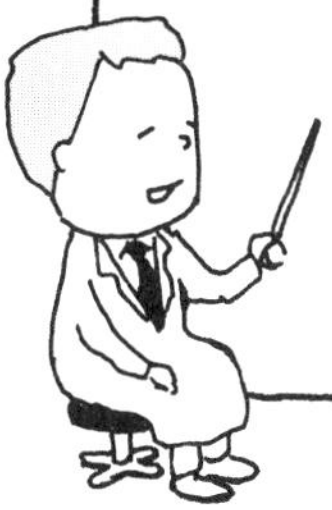

天と地ほどのちがい

ここまで読み進めて、鼻づまりに関する考え方が少し変わったのではないでしょうか？

おさらいすると、

・お母さんが気づいていない鼻づまりがある
・お子さんは鼻づまりを自覚していないことが多い
・鼻づまりは「息苦しさ」だけでなく、ほかの弊害もある
・鼻づまりによる口呼吸が問題
・鼻の病気の治療は、「口呼吸解消＝鼻づまり解消」がカギ

ということをお話ししてきました。

ぼくが鼻づまりのお子さんと接する中で、毎回強く感じるのは、鼻づまりの手術前と手術後で表情が大きく――お子さんによっては180度と感じられるほど――変化することです。鼻づまりがなくなると、生き生きと輝く笑顔を見せてくれます。この時になってはじめて、本人もまわ

りも気づいていない大きなストレスをお子さんは背負っていたのだ、と理解できます。

　８歳のある男の子は、手術後「体験したことがない感覚をいっぱい体験しているようです」とお母さん。「鼻で笑う」「鼻歌を歌う」ができるようになったのがうれしくて、何でもない時に突然「フフーン」と鼻で笑ってみたり、クチナシの花に鼻を近づけて「ああー、いいにおい！」と言ったり。

　彼は生まれてからほとんど鼻で息をしたことがなく、手術前は、お母さんに「息は口でするんだよね？」と聞いてきたそうです。口呼吸で生きてきたから、それが普通になってしまっていたんですね。

「３歳の息子が鼻づまりで眠れないのをどうにかしたい」と来院されたお母さんは、「手術を受けた日から生活が一変しました」とおっしゃいました。

　手術前は、就寝前と夜中に嫌がって泣き叫ぶ息子さんを押さえつけて点鼻薬を使用していたそうです。

　息子さんは寝不足なのか、いつもイライラしていて、すぐに癇癪《かんしゃく》を起こしていた。ところが手術後は、夜寝る時に口呼吸ではなく鼻呼吸ができるようになり、朝までぐっすり眠れるようになった。目覚めた後も泣いたりせずに、機嫌良くオモチャで遊ぶようになった。

「本当に本当にうれしくて、この子の顔を見ては将来のことを悪くばかり案じていたのが過去のことになりつつあります。家の中の雰囲気もゆったりしたものになりました」とお母さんが話してくれました。

　ほかにもお母さんから

「子どもが夜、熟睡するようになりました」

「朝のボーッとした状態がなくなりました」
「日中の眠気がなくなりました」
「急に身長が伸びました」
「これまで苦手だった読書をするようになりました」
「授業を落ち着いて受けられるようになりました」
「ゲームばかりしていたのに、急にサッカーをするようになりました」
「運動しても息が切れにくくなりました」
「イライラがなくなりました」
「キレやすかったのがなくなりました」
といった声が寄せられています。

中には、注意欠如・多動性障害や夜尿症と言われていたのが、鼻づまりの治療を受けて、劇的に改善したり、完全に症状が消えたお子さんも……。鼻づまりの手術を20年以上も行ってきたぼくにとっても、目からウロコが落ちるような報告の連続だったのです。

従来、鼻づまり手術は、一般に高校生以上の成人を対象としていました。なぜなら、これまでの手術は、小児に行うと顔面骨の発育を妨げる危険性があると考えられていたからです。
脳や身体の発育の完了した患者さんに手術を行っても、「鼻で息が吸えるようになった」「呼吸が楽になった」といった感想を聞くことはできますが、お子さんの時のような、一目でわかる「180度の変化」というものはみられませんでした。
これと対照的に、お子さん、特に3歳くらいから小学校低学年くらいの患者さんの場合は、はっきりとした変化が現れます。

医学的には、大人も子どもも同じ効果のはずなのに、大人より子どもの方が、手術前と手術後の変化の差が大きいのはどうしてだろう。そんなふうにぼくは考えるようになりました。そして、至った結論が、「脳や身体の発育途上にある子どもは、大人よりも鼻づまりによる弊害が大きいのではないか？」ということです。

では、具体的に、鼻づまりがどういう弊害を引き起こすかを、次に挙げていきましょう。

顎《あご》や胸郭《きょうかく》の発育を妨げる

鼻づまりになると、生きていく上で必要な酸素量を十分に身体に取り込めなくなります。だから、それを補うために口で呼吸をするようになります。この口呼吸が大問題。なぜなら、鼻づまりによっていつも口を開けた呼吸（口呼吸）を強いられると、発育途上のお子さんでは、体の発育に関する深刻な弊害がもたらされるからです。

一つは、顎の骨の発育の遅れです。これは鼻をクリップでふさいだサルの実験でも確かめられています。口呼吸になると、歯が発育するための土台となる顎が発育を停止してしまいます。顎が小さいために歯ならびが悪くなり、さらにのどの発育も遅れ、大人になってから睡眠《すいみん》時《じ》無《む》呼吸《こきゅう》症《しょう》候《こう》群《ぐん》を起こしやすくなります。睡眠時無呼吸症候群は、睡眠中に呼吸停止を何度も繰り返す病気で、日中の眠気、疲労、頭痛などを招くばかりか、突然死の原因にもなります。

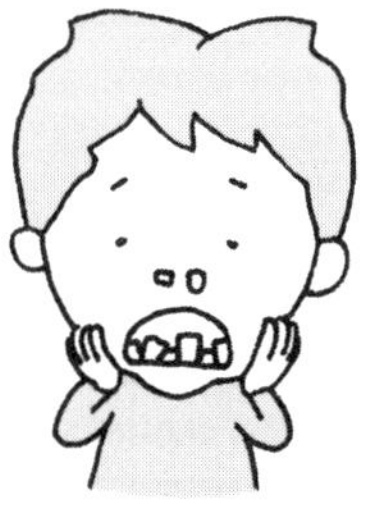

顎が小さい　歯並びが悪い

もう一つは、姿勢に関する弊害です。口を開けるとのどが狭くなるので、空気が流れやすくなるように、胸を引っ込めて首を突き出した姿勢で呼吸をします。小さい時からいつもこの姿勢をとっていると、体の発育が完了した後もちゃんとした姿勢をとれません。胸郭も小さいままで、呼吸するための筋肉の発育が遅れ、運動が苦手な体をつくってしまいます。

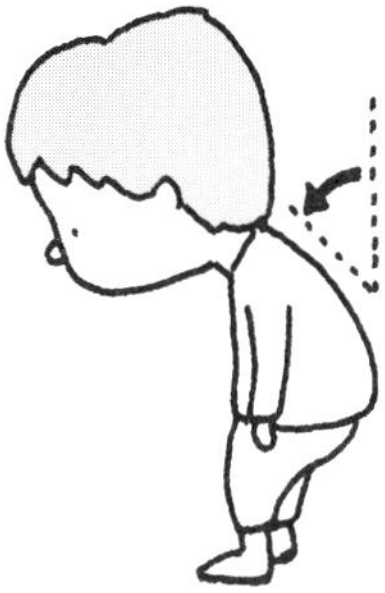

熟睡できない

風邪を引いた時や花粉症の時期など、鼻がつまってぐっすり眠れない経験をしたことは、だれにでもあると思います。息がしづらくて苦しい。鼻のかわりに口で呼吸をするため、ポカンと開けた口の中がカラカラに渇いてのどがいがらっぽい。ぼくはある患者さんからこう訴えられたことがあります。

「夜が来るのが怖いんです」

この方は40年以上も鼻づまりに悩まされ、鼻の手術を２回受けても鼻づまりが解消されず、年々症状は悪化。夜寝る時には口呼吸しかできず、呼吸の苦しさと異常な口の中の渇きで何度も目が覚めてしまい、睡眠不足に悩んでいるというお話でした。

感覚的に分かっていただけると思います。鼻づまりがひどいと熟睡できないということを。さまざまな研究によっても、鼻づまりと睡眠障害の関係は証明されています。

たとえば、2005年のアメリカでの調査では、１年を通して慢性鼻炎がある「通年性アレルギー性鼻炎」の患者の70％が、睡眠障害を感じていることが明らかになりました。また、花粉症など季節性アレルギー性疾患の患者の51％が睡眠障害を感じていることも明らかになりました。

続いて2009年の調査では、３つのことが報告されています。

まず、大人のアレルギー性鼻炎患者が感じている最大の負担が睡眠障害であるということ。

次に、子どものアレルギー性鼻炎では、40％に睡眠不足あるいはその関連症状が見られること。

さらに、非アレルギー性鼻炎患者の83％が睡眠障害を訴えていること。

つまりは、大人にしろ子どもにしろ、アレルギー性鼻炎にしろ非アレルギー性鼻炎にしろ、多くの慢性鼻炎の患者さんが睡眠に関する悩みを抱えているということですね。

こんな実験も行われています。正常な人間の鼻を人為的に閉鎖すると、どうなるか。つまり、わざと鼻づまりを起こした状態にするわけですね。すると、すべての対象に睡眠障害が起こりました。また、鼻炎治療ではステロイド点鼻薬を用いるのですが、それを用いた患者さんと、ニセモノの薬を用いた患者さんを比較すると、ステロイド点鼻薬を用いた患者さんの睡眠障害が改善され、日中の眠気も減少しました。これは、「鼻炎治療が正しく行われることで、睡眠障害が改善する」ということを意味しています。

鼻づまりが睡眠障害に関係しているなんて、これまで考えたことがありましたか？　聞いたこともなかったのでは？　それもそのはず。鼻づまりと睡眠障害との関係について、いままであまり注目されることがありませんでした。ドクターの間でも、ノータッチに近かったのです。

それが最近、少しずつ変わってきた理由として、睡眠障害が社会的な問題として取り上げられるようになったことが、まず挙げられます。睡眠中に無呼吸や低呼吸を繰り返す睡眠時無呼吸障害の患者さんが、運転中に居眠りをし、大事故に至ったニュースもありました。また同時期に、鼻づまりと睡眠障害の関係をしめす研究結果が発表されたことも大きい。この具体的な内容は、先に挙げたとおりです。

鼻づまりで呼吸停止～睡眠時無呼吸症候群

睡眠中にいびきをかいたり、呼吸が止まったりする状態は、「睡眠呼吸障害」という病気に包括される異常です。もっともひどい状態を睡眠時無呼吸症候群と呼びます。

もしかしたら、睡眠時無呼吸症候群を「大人の病気」と思っているお母さんも多いかもしれませんね。それは間違いで、お子さんにも見られる病気です。

睡眠時無呼吸症候群の原因として一般的に挙げられるのは、大人では肥満、子どもではアデノイドや口蓋扁桃《こうがいへんとう》の肥大。どちらも共通しているのは、空気の通り道であるのどが狭くなっていることです。

鼻づまりがなぜ睡眠呼吸障害を招くのでしょうか？　これにも、口呼吸がからんできます。

なぜなら、口を開けることによって、舌がのどの奥に落ち込み、同時にのどの筋肉の緊張がゆるんで、のどが狭くなってしまうからです。

もともと肥満や口蓋扁桃肥大によってのどが狭くなっている人は、口呼吸によってさらに狭くなり、ここを無理に空気が通過するため、のどの組織が振動していびきをかいたり、のどが完全につぶれてしまったりして、呼吸が止まるのです。つまりのどが狭くなっている人に、鼻づまりによる口呼吸が加わって、睡眠中の呼吸障害が現れてくるわけです。

ところが、中には肥満でもなく、口蓋扁桃が大きくないのに、睡眠呼吸障害をきたす人がいます。あるいは、手術で口蓋扁桃を取ったのに、睡眠呼吸障害の症状が改善しない人もいます。

では、そういう患者さん達にどういったことが見られるかというと、やはり鼻づまりなのです。ここで、この項のはじめ、「口呼吸が睡眠呼吸障害を引き起こす」に戻ります。口呼吸になるのは……そう、鼻づまりがあるから！

鼻づまりがなくても、顎の筋肉の緊張がゆるめば、睡眠呼吸障害を起こすのではないですか？　そんな指摘もあるのですが、これについては、まだ十分な証拠が集められているわけではありません。

ただ、健康な人が横になった姿勢で、のどを空気が流れる際の抵抗を調べた研究では、鼻から呼吸した場合の抵抗は、口呼吸の半分以下であることが確認されています。つまり、鼻に問題がない限り、のどの抵抗を高めるような口呼吸を、あえてするはずがないと考えられるのです。

睡眠呼吸障害かどうかをチェックするには、「いびき」が一番分かりやすいですよ。

グガーッ、グガーッ、グガーッと大きないびきが続き、グガッと突然いびきがストップ。呼吸も止まります。しばらくすると、またグガーッ、グガーッ、グガーッといびきが再開する。これに加えて、日中の眠気、起床時の頭痛、いくら寝ても熟睡感がない、夜間のトイレの回数が多いなどの症状があれば、睡眠時無呼吸症候群の可能性は高いでしょう。

睡眠呼吸障害は、不眠症と並んで、現代人の睡眠障害の主要な原因の一つ。夜中、熟睡できていないので、当然のことながら、昼間眠くなります。お子さんの場合は、授業中居眠りが多くなる、昼間の活動量が減る、いつもぼーっとしている、といったことが見られます。

またこの病気は、放置すると、高血圧、狭心症・心筋梗塞、脳血管障害、糖尿病などを引き起こす可能性が高くなります。

昼間の眠気よりもっとこわいこと

「鼻づまり→口呼吸→睡眠呼吸障害→睡眠障害」といった流れでお話をしてきました。いよいよここから、鼻づまりが原因となる睡眠障害が、さらに脳や身体へどんな弊害をもたらすのかを、説明していきましょう。

脳の発育が完了するのは、12～14歳頃と言われています。それまでの間は、脳は睡眠によってつくられているといえます。発育途中の子どもの時期に、睡眠障害を放置しておけば、取り返しのつかない大問題に発展してしまう危険性があります。

睡眠障害がもたらすお子さん特有の弊害は、すでにいくつも報告されています。

具体的には、

・集中力の低下
・学習能力の低下
・キレやすいなど攻撃的行動
・情緒不安定
・意味もなく動き回る多動
・知能の発達障害

……など。

ドキッとされたお母さんもいらっしゃるのではないでしょうか。お子さんに見られる睡眠障害の影響はすべて、脳に関係した症状として現れます。

鼻づまりが原因で睡眠障害を引き起こし、睡眠障害による弊害が起こっていると考えたら、ゾッとしませんか？　一刻も早く、マイナスの連鎖を断ち切ってあげたいですね。

脳の機能低下～成績が上がらない

成人の場合、脳はすでに発育しているので、睡眠の最も重要な役割は、「脳を休ませること」。これに対して、新生児や小児の脳は発育途上にあります。だから、睡眠の役割は、「脳を作り上げてゆく」ということ。言い換えれば、脳の発育が完了する12 ～ 14歳頃までは、よく眠ることが、知能を発達させる上で重要なのです。

睡眠が不足すると、脳が働きっぱなしなわけですから、次第に疲弊《ひへい》し、機能が低下していきます。特に、前頭葉《ぜんとうよう》と頭頂葉《とうちょうよう》への影響は大きく、睡眠不足の人の脳を調べると、脳血流量が不足していることが確認されています。

前頭葉と頭頂葉はヒトの進化の過程で発達させてきた新しい脳で、サル以下のほ乳類と比べて、大脳皮質《だいのうひしつ》に占める割合が極端に大きい。いわば、「人間らしさ」に最もかかわっている脳の部分です。人間らしく生きるためには、前頭葉と頭頂葉の働きが必要です。極端な言い方をすれば、前頭葉と頭頂葉を十分に働かせるために、人間は「睡眠」というシステムを作り上げてきたようなもの。

それなのに、睡眠が不足していれば、人間らしさを失うということにもなりかねません。

特に、学習に関係する前頭連合野と呼ばれる領域（前頭葉の一部）は、ワーキングメモリーが存在する領域。短期記憶ともいって、数秒から数カ月程度の「最近の記憶」にかかわるところです。また、注意力、集中力、認知、推理力、判断力、実行力、情動、動機づけなどの機能も備わっています。

専門的な用語が入っているので、理解しにくいかもしれませんね。
「認知」は、ある対象を自覚し、それがなんであるかを判断したり解釈したりすること。
「実行力」は、計画し、意思を決定し、問題を解決すること。
「情動」は、恐怖、驚き、怒り、悲しみ、喜びなどの感情で、急激で一時的なもの。「動機づけ」は、意欲ややる気のことです。「人間らしさ」という言葉で考えれば、まさしくどれもそれに当てはまりますよね。そのことから前頭葉は、人間にとって最重要な様々な機能を有している最上位中枢と考えられているのです。
睡眠が不足すると、まず前頭連合野の働きが低下します。注意力が散漫になったり、感情のコントロールがしにくくなったり、やる気が失われるなどの変化が現れます。また、記憶にも障害が現れてきます。これまで学童を対象として行われたいずれの調査においても、睡眠不足が学業成績と密接に関係していることが確認されています。お子さんにとって、十分な睡眠による前頭連合野の活性化が、学習能力を高めるために重要であることがわかります。

繰り返しになりますが、いびきや睡眠時無呼吸症候群などの睡眠呼吸障害は、不眠症とならんで、現代人の睡眠障害の主因の一つ。いびきと学業成績の関係を調べたいくつかの研究でも、いびきのある子どもは、いびきのない子どもに比べ、学業成績が悪いことが確認されています。
とくに6歳以下でいびきがみられた子どもは、13～14歳になってもその悪影響が続いていることから、小学校に入学するまでの慢性的な睡眠障害は、「脳自体の発育を阻害し、成長後もなお学習能力に悪影響を与え続ける可能性がある」といえるのです。

お子さんの成績が上がらない、授業のペースに付いていけないと心配しているようなら、もしかしたら、鼻づまりが関係しているのかもしれません。そうだとしたら、早く対策を講じないと、将来にわたって悪影響を及ぼすかもしれないのです。

ADHDだと思っていたら

ADHD（注意欠如・多動性障害）は、集中力が続かない・気が散りやすい・忘れっぽいといった「不注意」、落ち着きがない・じっとしていられないといった「多動性」、思いつくと後先考えずにすぐに行動に移してしまう「衝動性」を特徴とする発達障害です。

実は、鼻づまりのお子さんには、ご両親も周囲も「ずっとADHDだと思っていた」ということが少なからずあります。

というのも、先ほど述べましたように、前頭葉、頭頂葉は人間らしさに最もかかわっている脳の部分。これらの機能が低下すると、学習面に問題が見られるだけではなく、ADHDに似た症状、つまりは、集中力が続かない、気が散りやすい、忘れっぽい、落ち着きがない、じっとしていられない、思いつくと後先考えずにすぐに行動に移してしまう、といったことなどが見られるようになるのです。

まさか、鼻づまりが、集中力と関係しているなんて……。そう思ったお母さんも多いでしょう。

また、前頭葉には情動、動機づけの機能も備わっています。喜怒哀楽が激しい、あるいは乏しい、よく癇癪を起こす、何事にもやる気がない、といった面がもしお子さんにあったら、鼻づまりがからんでいることは十分にあります。学習面と同様に、脳自体の発達を阻害すると考えれば、これらは人格形成にも大きくかかわってきますよね。

４歳くらいから口呼吸が目立ち、睡眠中のいびきが激しく、無呼吸状態もある男の子（6歳）がクリニックに来院されました。

その前の病院では、アレルギー性鼻炎の薬であるステロイド点鼻薬と抗アレルギー薬を処方されたのですが、特に効果がなかったそうです。また、別の病院では、睡眠時の寝苦しさを解消するために小児科で気管支拡張剤の貼り薬を使用するように指示され、毎晩貼って寝ていたとのこと。

男の子の鼻を見ると、重度の鼻づまり状態。夜中に何度も無呼吸を起こしているというお母さんのお話でしたが、検査すると、最長無呼吸状態が23秒と大変長かったのです。本人も交えてご両親と話し合い、男の子は鼻づまりを解消する手術を受けることになりました。

手術後は、睡眠中の無呼吸、いびきなどがまったくなくなり、寝返り、朝の寝起きの悪さが解消。食事量が増え、好き嫌いも減りました。そして、癇癪を起こさなくなり、机に向かった時の集中力が上がったそうです。

「以前は机に座っていても15分くらいでもじもじし始めていましたが、それが少なくなったと、担任の先生にも言われました」

こうお母さんから伺ったときは、手術を担当した医師として何よりうれしく思いました。

ホルモンの分泌低下〜身長が伸びない

睡眠時無呼吸症候群などによる睡眠障害は、脳の機能を低下させ、発育も阻害します。これだけでも打撃が大きいのに、もうひとつの問題は、ホルモンの分泌低下です。

いくつかのホルモンの分泌は、視床《ししょう》下《か》部《ぶ》や脳《のう》下《か》垂体《すいたい》がコントロールしていて、主に睡眠中に分泌されます。その代表的なものが、身長を伸ばしたり、ケガや筋肉の修復、疲労回復に重要な成長ホルモン、そして、夜中にオシッコが作られるのを抑える抗利尿ホルモン。これらはぐっすり眠った時に分泌されるものなので、鼻づまりできちんと眠れていないと、十分に分泌されないのです。

鼻づまりが解消されたら、身長が急に伸びたという話は、よく聞きます。成長ホルモンが正常に分泌されるようになったのでしょう。

おねしょ問題だって、そう。抗利尿ホルモンの分泌が低下しているために、もうおねしょをする年齢じゃないのに卒業できずにいるのかもしれません。

「また、おねしょをしたの！」とお子さんを叱る前に、鼻づまりがあるかどうかをチェックしてあげてください。

運動が苦手

ここまでは、「鼻づまり→口呼吸→睡眠障害」という流れ。睡眠障害は脳の機能を低下させ、さらに発達を阻害する。そして、ホルモン分泌も低下させるので、身長が伸びなかったり、おねしょが続いたりする――。

鼻づまりは、お母さんが思っている以上に、からだと心に弊害をもたらすことを述べました。

鼻づまりについて、まだ触れていないことがあります。それは、運動能力と嗅覚への影響です。

鼻づまりのお子さんのお母さんからお話を伺うと、「ウチの子は運動が苦手で」「家でボーッとしている」「家でゴロゴロしている」といった言葉がよく出てきます。

でも、本当にそうなのかな、と心の内で思うことがあります。鼻づまりの手術を受けた後、「ウチの子は運動が苦手」と話していたお母さんが、「元気に走り回るようになってびっくり」という驚きの感想をもらすことが珍しくないからです。

運動が苦手になる理由には、睡眠不足による脳の機能低下と、血液中の酸素濃度の低下の両方が関係していると考えられます。

睡眠不足は、脳の前頭葉と頭頂葉の機能に大きな影響を与えます。運動機能は、頭頂連合野（頭頂葉の一部）と密接に関係しています。そして、頭頂連合野は、体の感覚情報から空間の位置を把握したり、複雑な動作をしたりする働きを担っています。睡眠不足でこれらの部分の機能が低下すると、運動のために不可欠な、三次元での物体の上下や遠近の判断、視覚的な追跡などができにくくなります。

口呼吸では、短期的には、私たちの体が本来もっている効率的に酸素を体に取り込むための機能を十分に活用できません。いわば、酸素の少ない高所で運動を強いられるようなものです。また長い目で見ると、胸郭の発育障害、呼吸筋の発達障害などにより、運動時に必要なパワフルな呼吸がしにくい体を作ってしまいます。

ニオイがわからない

鼻がつまって食べ物のニオイが分かりにくくなった経験はだれにでもあるでしょう？　慢性鼻炎になると、粘膜が腫れ、空気が入り込めなくなります。その腫れが、ニオイの神経が分布している領域までいけば、空気とともに運ばれるニオイの分子も入り込めず、ニオイの神経が感知できないので、何を前にしてもニオイが分からないことになります。

ニオイが分からなければ、食事が楽しくない。何を食べても同じような味に思えてしまうからです。無味乾燥に思えてしまうこともあります。舌の記憶は３歳までに構築されるとよく聞きます。それまでに、鼻づまりがあればしっかり治して、様々な料理のおいしさを記憶として残してほしいと思います。

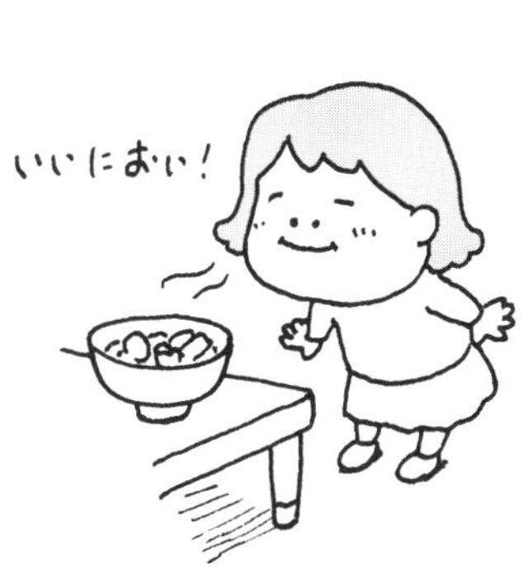

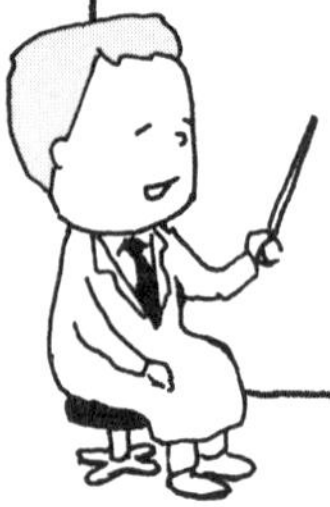

5

鼻づまりは治ります

鼻づまりは子どもの一生を左右する

ここまで読んでいただいたお母さんには、鼻づまりの印象がきっとがらりと変わったことと思います。鼻づまりの判断のポイントは、口呼吸をしているかどうか。夜、熟睡できているか。いびきがひどく、夜中に何度も目を覚ますようなら、鼻づまりで口呼吸になっていて、睡眠障害を起こしている可能性が高い。

判断に迷うようなら、第1章で紹介したチェック項目を見てください。お子さんの鼻づまりは、本人が自覚していないことがほとんどですから、お母さん、お父さんがしっかり気をつけてあげてほしいのです。

鼻づまりの影響は、「現在」だけでなく、「将来」にわたって続くことは、これまでに書いてきた通りです。子どもの鼻づまりは、大人の場合よりも、からだと心への弊害が大きいですから、もし鼻づまりがあるなら、なにをおいても、その治療を最優先に行うべきです。

しかし、残念なことに、鼻づまりがあってせっかく耳鼻咽喉科を受診しても、重大な影響を与えていることが見逃されてしまったり、これまでの治療を続けるだけで終わってしまうことが多いのが現状です。難しいかもしれませんが、子どもの鼻づまりの治療に力を入れている耳鼻咽喉科を探すようにしてください。

治療はまず薬と鼻洗浄

アレルギー性鼻炎の治療の基本は、アレルギーの原因物質への接触を極力避けること。そして、薬での治療です。花粉症など時期がはっきりしていれば、シーズン前から抗アレルギー薬を飲んでもらいます。

抗アレルギー薬のうち抗ヒスタミン薬は、くしゃみや鼻水の予防には有効ですが、鼻づまりに関しては、それほどの効果を期待することができません。

これに対して、ロイコトリエン拮抗薬やステロイド点鼻薬は、より多くの例で鼻づまりに対しても効果が認められます。

「ステロイド」と聞くと、「副作用が強いのではないか」と考えるお母さんが多いと思います。しかし、鼻に限定しての作用ですし、医師の指示のもと一定期間の使用であればステロイドから連想される副作用の心配はほぼないと考えていいでしょう。

薬とは別に、アレルギー性鼻炎の人にぜひ試していただきたいのは、生理食塩水による「鼻洗浄」です。鼻洗浄だけで、鼻づまりがずいぶんと改善されたお子さんはたくさんいらっしゃいます。花粉症など季節性のものはシーズンを通して、ハウスダストやダニなど通年性のものは一年を通して、行ってくださいね。

やり方は、こうです。

鼻洗浄専用の容器を用います。

まず生理食塩水を作ります。体温程度（40℃くらい）のぬるま湯200mlの中に、小さじ半分程度の食塩を加えてよくかき混ぜます。

洗浄液がのどに流れ込まないように顔をやや下に向け、射出口をしっかりと鼻の入口に当てたまま洗浄液を押し出します。とくに小児の場合は、鼻腔の前半分を洗い流すだけにとどめ、洗浄液がのどや反対の鼻から出てくるような洗い方は避けた方がよいと思います。小児では、鼻洗浄後に急性の中耳炎をおこすことがあるからです。

反対側も同様に洗浄したら、片側ずつ優しく鼻をかみましょう。

洗浄は1日2回（朝と夜）行いましょう。（特に夜の洗浄が重要です）

洗浄液は放置せず、使うたびに新しく作成してください。

容器は水を切り、よく乾燥させてください。

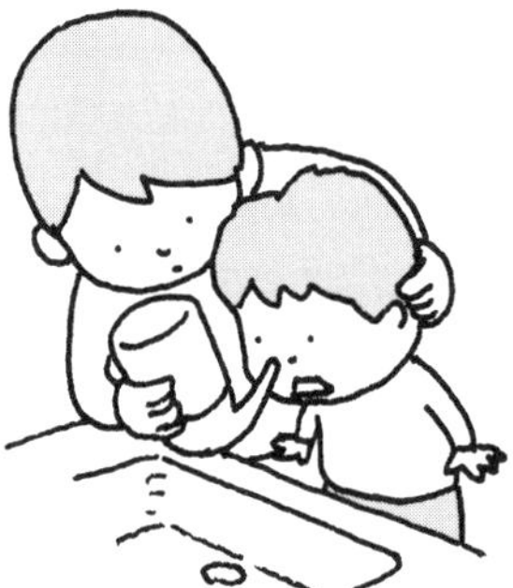

これまでの鼻づまり治療は、抗アレルギー薬、副腎皮質ホルモン点鼻薬、血管収縮性点鼻薬といった薬の治療が中心でした。それで治らなければ手術を検討します。

しかし、お子さんに対しては、「手術はタブー」というのが従来の考え方。

お子さんは、大人に比べて手術のハードルが高いからです。「鼻が小さく手術自体が難しい」「全身麻酔のリスクがある」「出血などのからだの負担に対し、予備力が少ない」「手術後の治療も必要だが、年齢が低いほど協力を得られにくい」といった点が挙げられます。

鼻づまりの最新治療

鼻づまりの治療は、口呼吸の改善につながります。薬を飲んでも、鼻洗浄を続けても、口呼吸が改善されないようなら、次のステップの治療を検討すべきとぼくは考えています。

それは、手術です。

しかし、お子さんの手術は、効果的なだけでなく、体に負担の少ない安全性の高いものでなければなりません。

現在でも、お子さんに対しては、「手術はタブー」といった考え方が一般的です。これまでずっと行われてきた手術が非常に負担の大きいものだったので、それが固定観点になってしまっているのです。

しかし、すでに、従来の手術に比べて効果に優れ、出血もほとんどなく、体への負担も格段に少ない、新しい手術が確立されています。この手術は、これまでの手術のように、粘膜を切り取ることも、鼻の構造を破壊することもしませんので、後遺症もなく、日帰り手術として安全に行えます。

もし、お子さんにさまざまな保存的な治療を行っても効果のない鼻づまりがあるようなら、「大人になってから手術を考えよう」ではなく、将来のことを考えて、今できる最善の鼻づまり治療を考えてほしいと思います。

本当は「眠れる子」だった

最後に、３歳で手術を受けたKくんのお話をしたいと思います。

ご両親によれば、Kくんの鼻づまりは生まれてからずっと。
「９歳上のお姉ちゃんに比べて、赤ちゃんにしては眠りが浅い」とお母さんはずっと思っていたそうです。
夜眠れず、泣きながら頭を床に打ち付けていることもしばしば。１歳過ぎくらいのことで、耳鼻科に連れて行っても、一般的な薬しか処方されず、一向に改善しませんでした。

夜中になると、泣くわ、頭突きをするわ……。寝かせつけてもいつまでも眠らない。横になると呼吸が苦しくなって眠れない様子で、眠くて眠くて疲れ果ててようやく眠りに落ちる。でもすぐに目が覚めてしまい、布団から出て上体を起こして寝る毎日。
次第に、寝ないだけでなく、叫んだり泣いたりするようになり、ご両親は「また今晩も眠れないのか。この一晩をどうやってすごすのか」と考える繰り返しだったと言います。

Kくんには最初、点鼻薬を処方しました。それで少し症状はよくなり、睡眠も多少まとまって取れるようになりました。でも、ご両親と話し合い、手術を行うことにしました。

手術後、お母さんがおっしゃったのは「寝息を聞くと、すーすーと空気が通っている音がして、鼻の穴がしっかり開いている。そこから空気がいっぱい入っている。これが本当の寝息なんだ。彼は実は寝たかったんだ。眠れる子だったんだ、と改めて確認した思いでした」ということ。

手術を終えて家に帰った晩から静かに眠れるようになり、これまであったイライラした様子なども消えたと言います。

あなたのお子さん、鼻づまりがありませんか？

鼻の手術 体験レポート

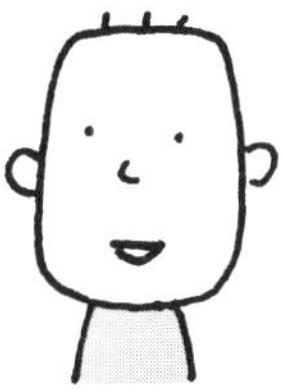

こんにちは。この本のイラストを担当しましたヨシタケシンスケと申します。

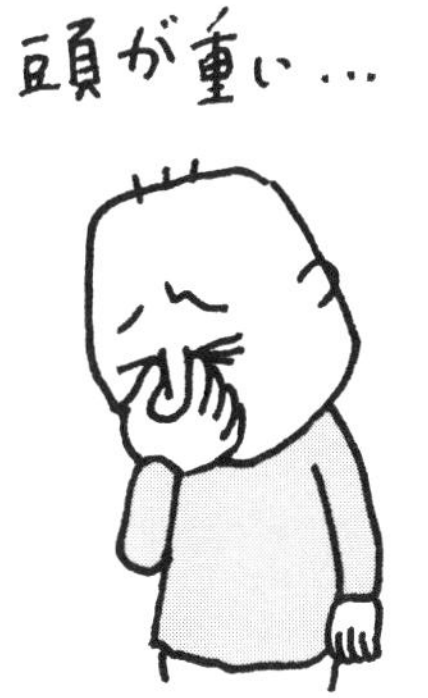

私は昔から耳鼻科のお医者さんに「副鼻腔炎」だと言われ続け、慢性的に鼻炎に悩まされていました。

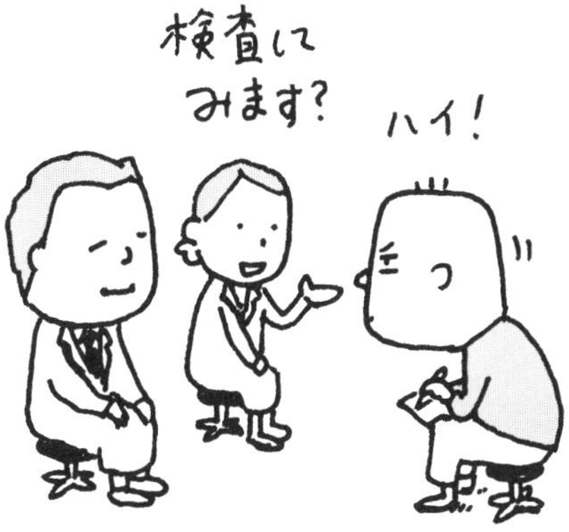

今回この本にイラストを描くにあたり、せっかくなので検査してもらいました。

今までレントゲンでしか見たことのなかった
自分の鼻。

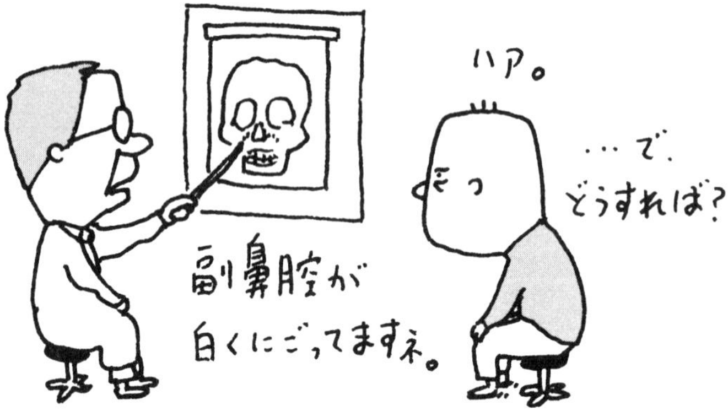
副鼻腔が
白くにごってますネ。
ハア。
…で、
どうすれば？

今回内視鏡とCT画像で「つまっている現場」
を見せてもらい、自分の鼻の奥がどうなっているのか
非常にわかりやすくイメージできました。

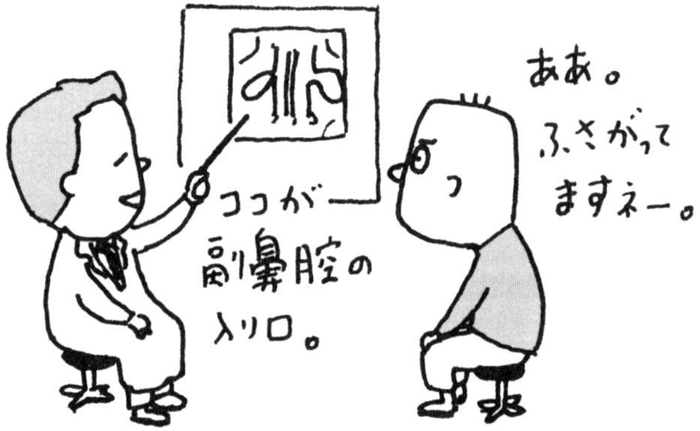
ココが
副鼻腔の
入り口。
ああ。
ふさがって
ますネー。

「日帰り手術」で治療することに。

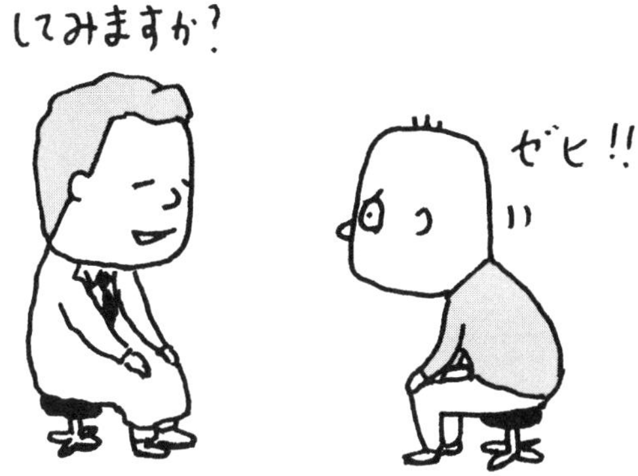

そして手術当日。朝9時。

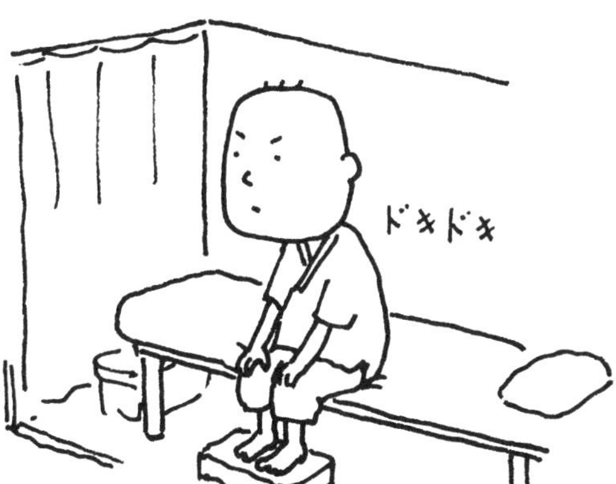

服を着がえてスタンバイです。

全身麻酔で寝ている間に20分ほどで
手術は終わり、看護師さんに起こされます。

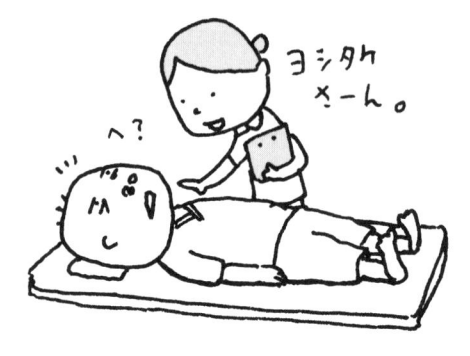

※私がやった手術は、
副鼻腔の入り口と
鼻腔の一部を切って
拡げるもの

綿の玉とピンセットをもらって、鼻につめます。
(出血がおさまるまで)

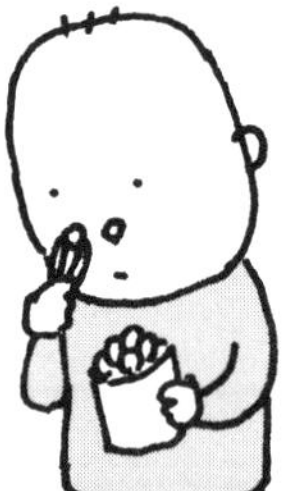

麻酔から醒めたことを
確認し、マスクをして
午後3時くらいには
帰れます。

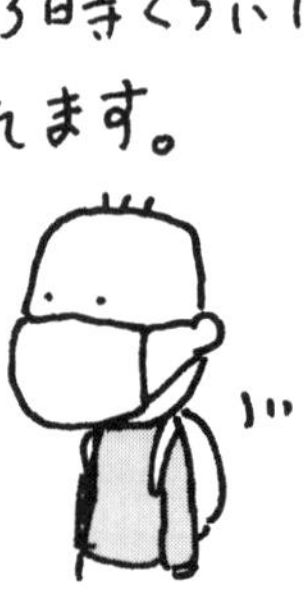

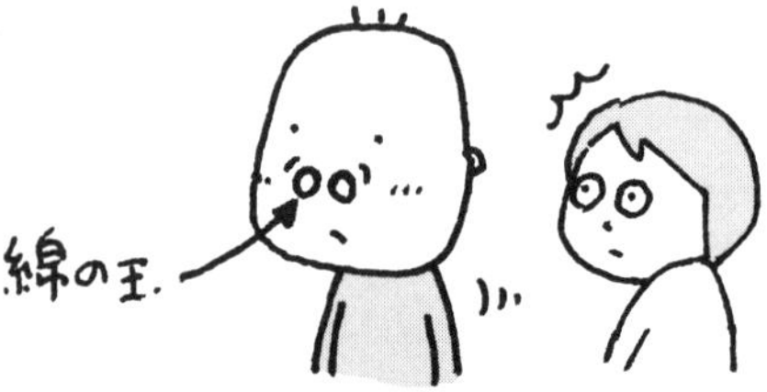

※マスクは別にしなくても
いいのですが、しないと
はずかしいです。

鼻の手術体験レポート

術後1週間は鼻の奥に
ガーゼがギッチリつまっています。
(止血のため)

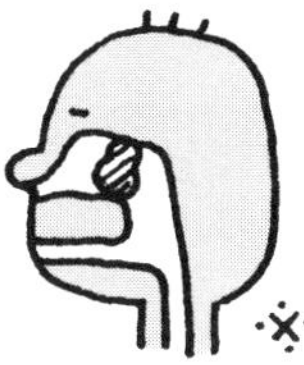

※イメージ

手術自体は全身麻酔でグッスリだったし、
術後もゼンゼン痛みはないのですが、

私の場合、左右の鼻を同時に手術したために
1週間鼻でまったく息ができず、かなり
つらかったです。

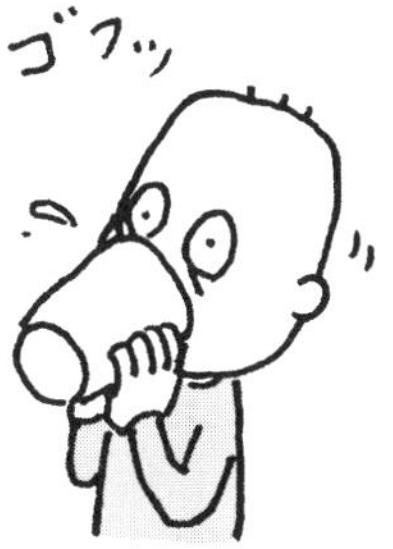

水を飲むと
おぼれそうに
なったり。

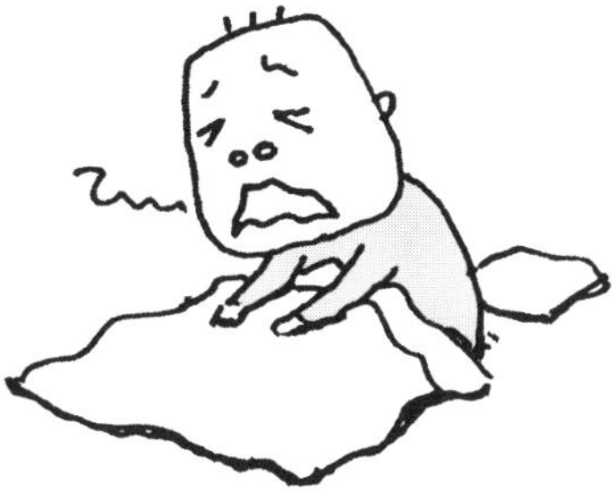

夜中のどがカラカラになって
起きてしまったり。

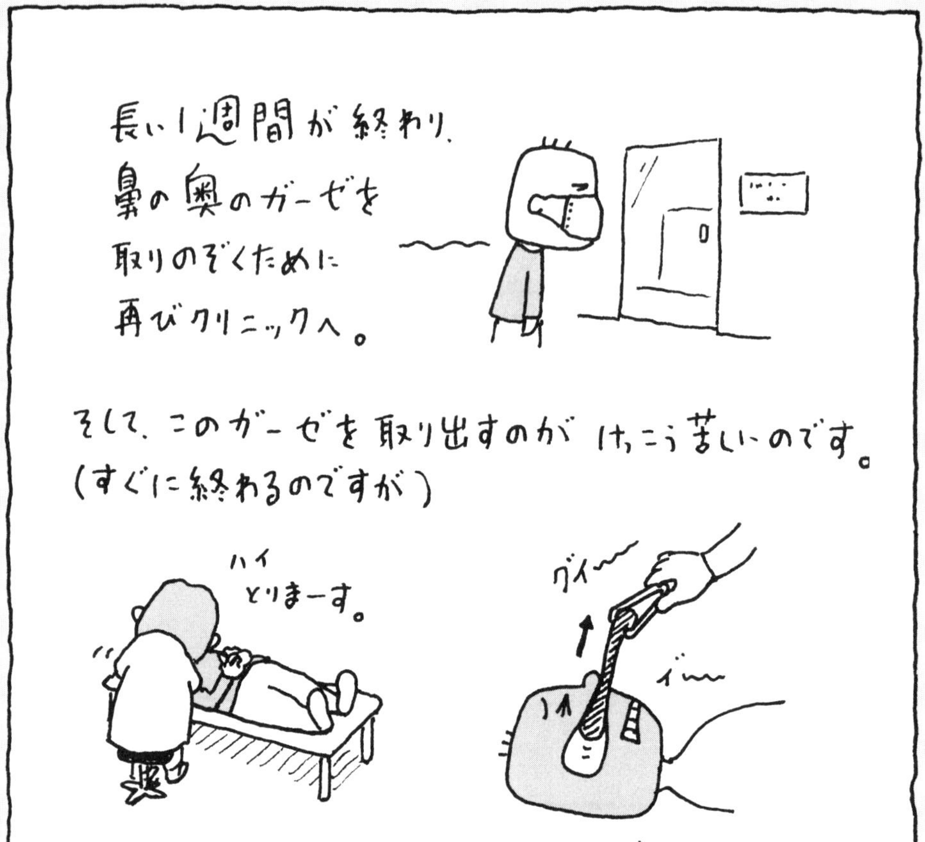
長い1週間が終わり、
鼻の奥のガーゼを
取りのぞくために
再びクリニックへ。
そして、このガーゼを取り出すのがけっこう苦しいのです。
(すぐに終わるのですが)
ハイ
とりまーす。
グイ〜〜
イ〜〜
こんなイメージ
どうですか?
ハー
ガーゼもとれて、
おそるおそる鼻で
息を吸ってみます。

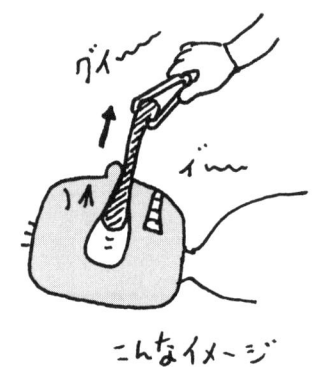

ビックリするくらい鼻から空気が入ってきます。

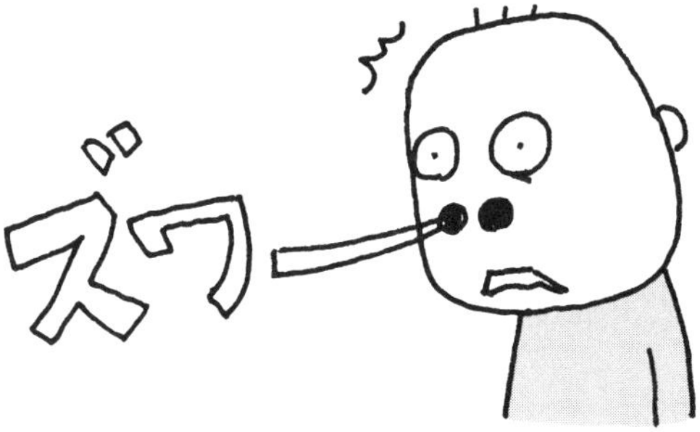
ズワー

今までの40年間の鼻づまり人生がウソのようです。

とかく「治療」というと、
その効果の程が
実感しにくいものが
多いですが、

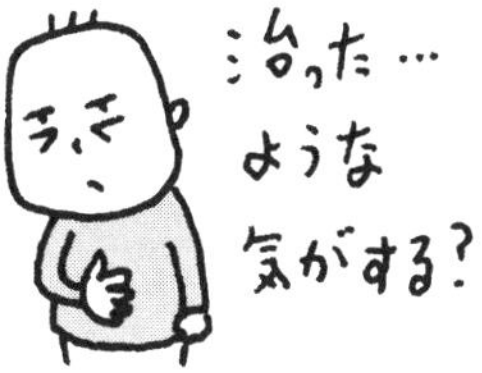
治った…
ような
気がする?

これは明らかに違いがわかります

術前
ハー
術後
スー
スゴイ!
ゼンゼン
違う!

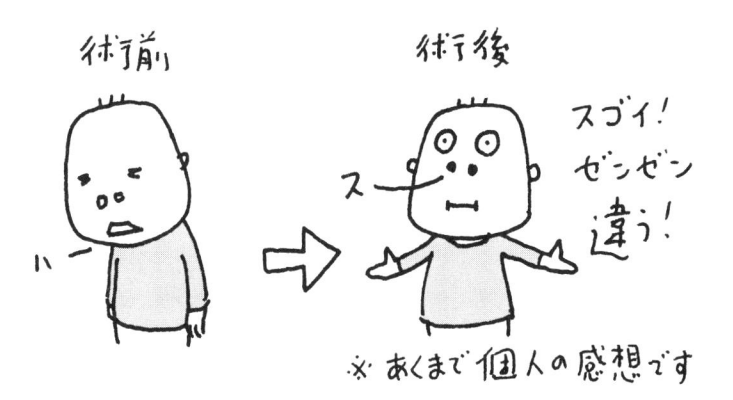

※あくまで個人の感想です

あまりの変化に、すっかりまいあがってしまう私なのでした。

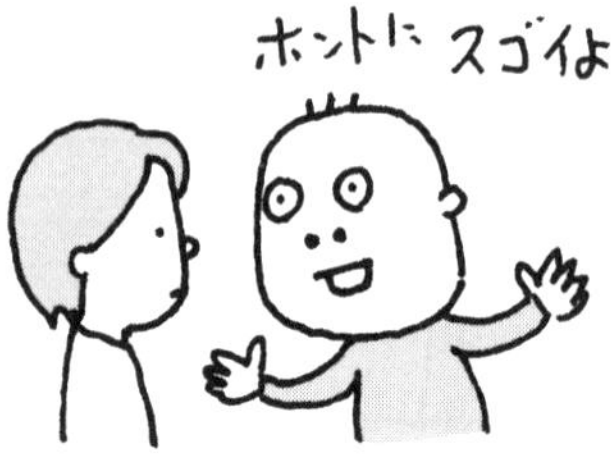

ホントにスゴイよ!

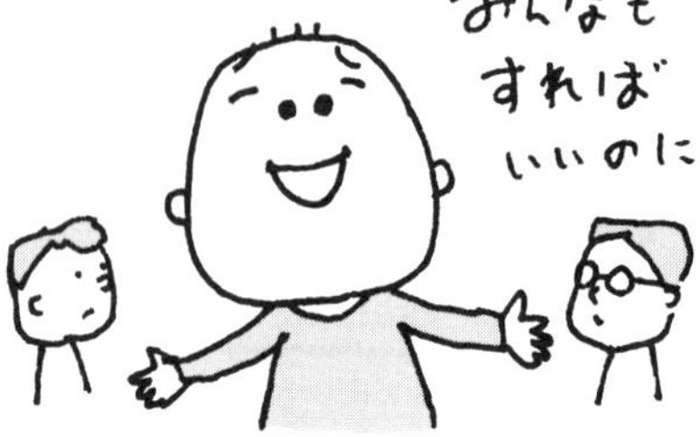

みんなもすればいいのに!!

※外見上の鼻の穴の大きさは変わっていません。

そんな手術からもうすぐ1年。
ハナミズは出ますが、あれから1度も「つまって」いません。

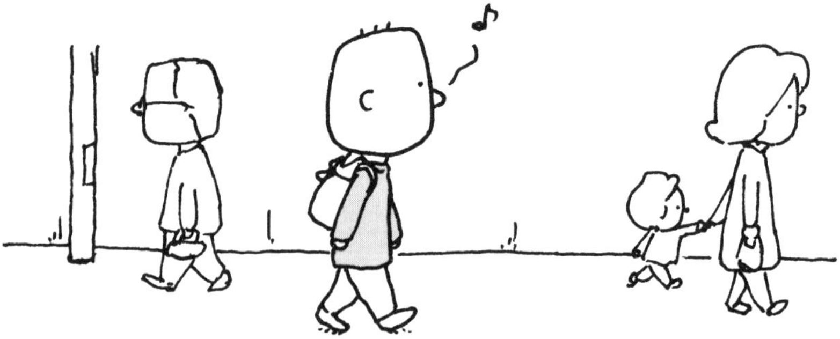

つい「自分に鼻がついていること」を忘れてしまいます。
私にとって、これは何よりも大きな変化でした。

あとがき

アレルギー性鼻炎が、睡眠を妨げ、仕事の効率など日常生活の質（QOL）を低下させるということは、ここ数年の間ににわかに注目を浴びるようになってきました。しかしながら、幼小児において、鼻炎が「睡眠障害」をきたし、睡眠障害が、集中力や学習能力の低下、キレやすいなどの感情抑制能力の低下、注意欠如・多動性障害などを引き起こすこと、また鼻炎が「口呼吸」をきたし、口呼吸が、いびきや無呼吸などの「睡眠呼吸障害」を引き起こすこと、さらには口呼吸が「顎の発育障害」を引き起こすことなどについては、文献上の報告はあるものの、鼻科治療の専門家のみならず、睡眠障害の専門家や小児科や矯正歯科など実地医家の現場などにおいても、ほとんど注目されてこなかったと言ってよいと思います。

この最大の理由は、小児の鼻炎症状に対する有効な治療法が限られていたことから、鼻の症状以外のもろもろの弊害と鼻炎との間の関連性について、確認するすべがなかったためであろうと考えています。実際、アレルギー性鼻炎が睡眠障害やQOLの低下をもたらしているという事実も、ステロイド点鼻薬の使用後に現れた変化によってはじめて認識されたことですし、ステロイド点鼻薬の効果の及ばない重度の鼻炎症状が、これまで考えられてきた以上に脳や身体の発育において深刻な弊害をもたらすことを私たちが確認し得たのも、小児に安全に実施できる手術治療法を独自に確立し、手術治療を受けた小児の成長ぶりを目の当たりにしてからのことなのです。

現在のところ私たちの医療活動は、一クリニックの範囲を超えていません。したがって、その発信力は、規模の大きな医療施設と比較すると微弱であり、「小児の鼻炎治療は薬で十分、手術まで行う必要はない」と考えている医師が多数を占めている現状においては、その固定観念を変化させるには程遠いのが実情です。

しかし、小児期の慢性的な鼻炎症状が脳や身体の発育に及ぼす影響は、成人とは比較にならないほど大きく、身体の成長を待ってから治療しても、起こってしまった発育障害を取り戻すことは困難です。このため、小児が、治療の時期を逸することなく、安全で有効な治療を多くの施設で受けられるような環境を整備することが急務といえます。そして、このような状況をつくり出すには、治療者側の変化を待つだけでなく、治療を受ける側からのニーズを高めることも有効な一手段であろうと筆者は考えています。

このようなことから、一昨年、『こんなに怖い鼻づまり！
――睡眠障害・いびきの原因は鼻にあり』（ちくま新書）を上梓いたしました。この本の出版後も、術後経過の長い子どもたちが示すより大きな変化が、目に見える形で次々と報告されています。大変喜ばしいことであると同時に、私たち耳鼻咽喉科医の責任の重大さに改めて身が引き締まる思いです。

本書は、イラストや簡潔な文章を用いて、それをさらにわかりやすく、お子さんにも手に取っていただけるように書き直したものです。親子一緒に、慢性の鼻炎の弊害と治療の大切さを理解するきっかけとして役立てていただければ幸いです。

2015年 春

黄川田徹

黄川田 徹

Toru Kikawada

1948年岩手県陸前高田市生まれ。医学博士（東京大学）、American Rhinologic Society会員。1974年岩手医科大学卒業、1983年浜松医科大学耳鼻咽喉科講師、1983年～1985年、ドイツErlangen大学HNO-Klinik留学、1991年「サージセンター浜松」を開設、2008年「鼻のクリニック東京」を開設。著書に『鼻内副鼻腔手術　三次元解剖と手術の実際』『副鼻腔の3D Visualization　解剖と手術』（以上、金原出版）、『こんなに怖い鼻づまり！――睡眠障害・いびきの原因は鼻にあり』（ちくま新書）などがある。

ヨシタケシンスケ

Shinsuke Yoshitake

1973年神奈川県生まれ。筑波大学大学院芸術研究科総合造形コース修了。日常のさりげないひとコマを独特の角度で切り取ったスケッチ集や、児童書の挿絵、装画、広告美術など、多岐にわたり作品を発表。主な著書に、スケッチ集『しかもフタが無い』（PARCO出版）、『結局できずじまい』『せまいぞドキドキ』（講談社）、『トリセツ・カラダ』（文・海堂尊／宝島社）、『りんごかもしれない』『ぼくのニセモノをつくるには』（ブロンズ新社）、『りゆうがあります』（ＰＨＰ研究所）、『やわらかい頭の作り方』（文・細谷功／筑摩書房）などがある。2児の父。

鼻のせいかもしれません

親子で読む鼻と発育の意外な関係

2015年6月10日　初版第一刷発行
2025年2月20日　　　第三刷発行

著者
黄川田徹
ヨシタケシンスケ

発行者
増田健史

発行所
株式会社 筑摩書房
東京都台東区蔵前2-5-3 〒111-8755
電話番号 03-5687-2601（代表）

印刷　TOPPANクロレ株式会社

製本　加藤製本株式会社

ISBN978-4-480-86081-1 C0077

◉黄川田徹の本◉

〈ちくま新書〉

こんなに怖い鼻づまり！

睡眠障害・いびきの原因は鼻にあり

睡眠障害、慢性的疲労、集中力低下、運動能力低下、睡眠時無呼吸症候群……個人のＱＯＬにとって大問題である鼻づまりの最新治療法を紹介！